Simenon-Kriminalromane

Georges Simenon

Maigret
in Nöten

Kriminalroman

**Wilhelm Heyne Verlag
München**

SIMENON-KRIMINALROMANE
Band 45
Titel der Originalausgabe »L'ecluse No. 1«
Copyright © 1933 by Georges Simenon
Deutsche Übersetzung von Hansjürgen Wille
und Barbara Klau

Die Simenon-Kriminalromane erscheinen
in der Heyne-Taschenbuchreihe in Zusammenarbeit mit dem
Verlag Kiepenheuer & Witsch, Köln

3. Auflage

Alle deutschsprachigen Rechte bei
Verlag Kiepenheuer & Witsch, Köln, Berlin
Genehmigte Taschenbuchausgabe
Printed in Germany 1977
Umschlag: Leutsch design, München
Gesamtherstellung: Ebner, Ulm

ISBN 3-453-12108-2

ERSTES KAPITEL

Wenn man Fische unter Wasser betrachtet, sieht man sie lange ohne Grund reglos an einer Stelle stehen. Aber plötzlich beginnen ihre Flossen zu zittern, und sie schwimmen ein Stück weiter, um von neuem nichts anderes zu tun, als zu warten.

In der gleichen Ruhe und gleichsam auch ebenso ohne Grund fuhr die letzte Straßenbahn der Linie 13, »der Lumpensammler«, mit ihren gelben Lichtern den ganzen Quai des Carrières entlang. An einer Straßenecke, vor einer grünen Gaslaterne, schien sie anhalten zu wollen, aber der Schaffner klingelte, und schon fuhr sie weiter nach Charenton.

Hinter ihr blieb der Quai stumm und unbeweglich wie eine Unterwasserlandschaft. Zur Rechten lagen Kähne im Kanal, erhellt vom Licht des Mondes. Durch ein schlechtgeschlossenes Schleusentor rieselte ein dünner Wasserstrahl, und dies war das einzige Geräusch unter dem Himmel, der noch tiefer und stiller als ein See war.

Zwei Kneipen, beide an einer Straßenecke gegenüberliegend, waren noch erleuchtet. In einer spielten fünf Männer wortlos Karten. Drei von ihnen trugen Marine- oder Schiffermützen, und der Wirt, der mit ihnen am Tisch saß, war in Hemdsärmeln.

In der anderen Kneipe wurde nicht gespielt. Dort hielten sich nur drei Männer auf. Sie saßen um einen Tisch und blickten nachdenklich auf die kleinen Kognakgläser. Die Beleuchtung war grau und trübe. Der Wirt mit schwarzem Schnurrbart trug einen blauen Sweater und gähnte immer wieder, bevor er den Arm ausstreckte, um sein Glas zu ergreifen.

Ihm gegenüber saß ein kleiner Mann mit struppigem, blondem Haar. Er war traurig oder schläfrig, vielleicht auch betrunken. Seine hellen Augen schienen zu tränen, und manchmal nickte er vor sich hin, während der neben ihm Sitzende, auch ein Mann vom Kanal, seine Blicke ins Dunkel hinausschweifen ließ. Die Zeit verstrich lautlos. Man hörte nicht einmal das Ticken einer Uhr. Hinter der Wirtschaft stand an der Straße eine Reihe kleiner Häuser, um die sich winzige Gärten zogen, aber in allen war es schon dunkel. Dann kam Nr. 8, ein Haus mit sechs Stockwerken, das ganz allein stand, schon alt und verräuchert und zu schmal für seine Höhe war. Im ersten Stock sickerte ein wenig Licht durch die Jalousie, im zweiten, in dem es keine Jalousien gab, brannte hinter einer hellen Gardine eine Lampe.

Gegenüber schließlich, am Ufer des Kanals, Steinhaufen, Sand, ein Kran, leere Kippwagen.

Und dennoch zitterte Musik in der Luft. Man mußte angespannt lauschen, ehe man sie bemerkte. Sie kam aus einer ein wenig tiefer gelegenen Holzbaracke, an der eine Tafel mit der Aufschrift ›Ball‹ stand.

Aber niemand tanzte dort. Es war überhaupt niemand da, außer der dicken Wirtin, die ihre Zeitung las und sich bisweilen erhob, um fünf Sous in das elektrische Klavier zu stecken.

In der Kneipe rechts stand der Schiffer mit dem struppigen Haar mühsam auf, blickte auf die Gläser und rechnete im Kopf, während er in seiner Tasche kramte. Nachdem er dann das Geld abgezählt hatte, legte er es auf die glatte Tischplatte, tippte an den Rand seiner Mütze und stolperte zur Tür.

Die beiden andern sahen sich an. Der Wirt zwinkerte mit den Augen. Die Hand des Alten tastete ins Leere, bevor sie die Klinke ergriff, und der Mann schwankte, als er sich noch einmal umdrehte, um die Tür hinter sich zu schließen.

Seine Schritte hallten, als ginge er über ein holpriges Pflaster. Immer wieder blieb er stehen, als ob er zögerte weiterzugehen oder sein Gleichgewicht wiederzufinden versuchte. Als er am Kanal ankam, stieß er gegen die Brüstung, ging dann die Steintreppe hinunter und gelangte auf den Entladequai.

Die Umrisse der Schiffe hoben sich im Mondlicht deutlich ab. Die Namen waren leserlich wie am hellen Tage. Der dem Ufer am nächsten liegende Kahn, den nur ein Brettersteg von ihm trennte, hieß das ›Goldene Vlies‹. Links und rechts dahinter lagen, in mindestens fünf Reihen, weitere Schiffe. Die einen warteten darauf, entladen zu werden, während andere die Nase schon an das Schleusentor preßten, durch das sie in der Morgendämmerung hindurchfahren würden. Und einige schließlich lagen da, wie man es in allen Häfen sehen kann: als wären sie zu gar nichts nütze. Der Alte, der ganz allein in dieser wie toten Welt war, betrat den Steg, der sich unter ihm bog. Als er bis zur Mitte gekommen war, drehte er sich plötzlich um, vielleicht um die Fenster der Kneipe zu sehen. Dabei schwankte er, versuchte zu balancieren, aber schon im nächsten Augenblick stürzte er ins Wasser und klammerte sich mit einer Hand verzweifelt an dem Steg fest.

Er hatte nicht geschrien, er hatte überhaupt keinen Laut von sich gegeben. Man hatte nur ein Aufklatschen des Wassers gehört, das aber gleich darauf verstummt war, denn der Mann bewegte sich kaum. Die Stirn in Falten, als dächte er nach, bemühte er sich krampfhaft, sich an dem Brett hochzuziehen. Es gelang ihm nicht, aber er versuchte es immer wieder, und er keuchte dabei schwer. Ein Liebespaar auf dem Quai, das dicht an der Steinmauer stand, lauschte mit angehaltenem Atem. In Charenton hupte ein Auto. Aber dann erhob sich plötzlich ein Brüllen, ein lautes Wehgeschrei zerriß die Stille.

Es war der Alte, der sich im Wasser vor Angst das Herz aus dem Leibe schrie. Er zappelte wie besessen und trat mit den Füßen um sich, so daß das Wasser spritzte und schäumte.

In der Nähe hörte man andere Geräusche. Auf einem der Kähne wurde es lebendig, auf einem anderen sagte eine verschlafene Frauenstimme:

»Sieh doch mal nach.«

Oben auf dem Quai öffneten sich die Türen der beiden Bistros. Das Pärchen an der Steinmauer löste sich aus seiner Umarmung, und der Mann flüsterte:

»Geh schnell nach Hause.«

Er machte zögernd ein paar Schritte, dann rief er laut: »Wo sind Sie?«

Er hörte das Schreien und überlegte, woher es kommen konnte. Andere Stimmen kamen näher, und Leute beugten sich über die Brüstung.

»Wer ist das?«

Und der junge Mann, der auf das Wasser zulief, antwortete:

»Ich weiß es noch nicht. Dort ... im Wasser ...«

Das Mädchen blieb mit gefalteten Händen stehen und wagte nicht, sich vom Fleck zu rühren.

»Ich sehe ihn! Kommen Sie schnell.«

Das Schreien wurde leiser und verwandelte sich in ein unheimliches Röcheln. Der junge Mann sah die sich an das Brett klammernden Hände und den aus dem Wasser auftauchenden Kopf, aber er wußte nicht, was er tun sollte. So rief er immer wieder nur zur Treppe des Quais gewandt:

»Kommen Sie schnell ...«

Ungerührt sagte jemand: »Das ist Gassin!«

Es waren sieben, die herbeikamen. Die fünf aus der einen und die zwei aus der anderen Kneipe.

»Geh ein Stückchen weiter. Du packst ihn an dem einen Arm und ich am anderen.«

»Vorsicht auf dem Steg.«

Das Brett bog sich unter der Last.

»Hältst du ihn?«

Der Alte schrie nicht mehr. Er war nicht ohnmächtig. Er blickte starr vor sich hin, ohne zu begreifen, ohne auch nur das Geringste zu tun, um seinen Rettern zu helfen.

Und allmählich zog man ihn aus dem Wasser. Er war so schwach, daß man ihn bis zur Böschung schleppen mußte.

Auf dem Steg erschien eine weiße Gestalt. Es war ein junges Mädchen im Nachthemd, mit bloßen Füßen, und im Mondschein sah man ihren nackten Körper durch den dünnen Stoff hindurchschimmern. Sie allein blickte noch in das Wasser, das sich wieder glättete. Aber da plötzlich begann auch sie zu schreien und zeigte auf etwas Unförmiges, Bleiches, Gespenstisches, das dort auftauchte.

Zwei von denen, die sich um den Schiffer bemühten, drehten sich um, und als sie den milchigen Fleck in dem schwarzen Wasser sahen, lief es auch ihnen kalt den Rücken herunter.

»Seht doch bloß ... da ...«

Sie blickten alle hin und vergaßen darüber ganz den Schiffer, der in einer Wasserpfütze auf dem Pflaster lag.

»Hol einen Bootshaken!«

Es war das junge Mädchen, das auf Deck des Kahns einen ergriff und ihn ihnen reichte. Alles hatte sich jäh verändert, die ganze Atmosphäre, sogar die Temperatur der Nacht. Es war auf einmal kälter geworden.

»Kannst du ihn mit dem Haken packen?«

Der eiserne Haken glitt in dem Wasser hin und her und stieß die einförmige Masse zurück, wenn er sie zu fassen versuchte. Ein Mann, der bäuchlings auf dem Steg lag, schwenkte die Hand hin und her, um einen Zipfel der Kleidung zu greifen.

Und auf den Kähnen standen im Dunkel Menschen, die stumm warteten, wie es weitergehen würde.

»Ich habe ihn.«

»Zieh ihn vorsichtig ans Ufer.«

Der Alte lag, immer noch von Wasser triefend, auf dem Quai, während man einen dickeren, schwereren Ertrunkenen aus dem Wasser zog, der nicht das geringste Lebenszeichen von sich gab. Von einem sehr fernen Schlepper hörte man eine Stimme fragen:

»Tot?«

Und das junge Mädchen im Nachthemd betrachtete die Leute, die den Körper einen Meter von dem anderen entfernt auf den Quai legten. Sie schien das alles nicht zu begreifen, und ihre Lippen zitterten, als ob sie gleich weinen wollte.

»Um Gottes willen ... das ist Mimil!«

»Ducrau!«

Sie wußten nicht mehr, wo sie hinblicken sollten, die Männer, die da rings um die beiden auf dem Pflaster Liegenden standen. Die Angst hatte sie gepackt. Sie wollten etwas tun, aber sie schienen sich zu fürchten.

»Man muß sofort ...«

»Ja ... Ich gehe ...«

Jemand rannte zur Schleuse. Man hörte, wie er mit beiden Händen an die Tür trommelte und rief:

»Schnell. Eure Apparate. Es ist Emil Ducrau.«

»Emil Ducrau ... Emil Ducrau ... Mimil? Ducrau ...«, ging es auf den Kähnen von Mund zu Mund. Und die Leute kletterten von einem Kahn auf den nächsten und kamen den Steg heruntergelaufen, während der Wirt der Kneipe die Arme des Ertrunkenen hob und senkte.

Niemand kümmerte sich um den Alten. Man merkte nicht einmal, daß er sich unter den Beinen, die ihn berührten, aufzurichten versuchte und verstört um sich blickte.

Der Schleusenmeister kam herbeigeeilt. Ein Mann stürzte vor einem Polizisten die Treppe herunter.

Im zweiten Stock des hohen Hauses öffnete sich ein Fenster, und eine Frau beugte sich hinaus, die in dem rosigen Licht eines Seidenschirms selber ganz rosig aussah.

»Ist er tot?« flüsterte jemand.

Man wußte es nicht. Man konnte es nicht wissen. Der Schleusenmeister stellte sein Atmungsgerät an, und man hörte das regelmäßige Geräusch des Apparats.

Inmitten der allgemeinen Verwirrung, der gestammelten Worte, der leise gegebenen Anweisungen, der Schritte, die über das Pflaster hallten, stützte sich der Schiffer auf seine Arme, taumelte und stieß gegen einen neben ihm Stehenden, der ihm auf die Beine half.

Kaum stand er, da starrte er wie im Traum auf den anderen, der dort lag, und keuchte, immer noch betrunken:

»Er hat sich im Wasser an mich geklammert!«

Man traute seinen Augen und Ohren nicht, als man ihn dort stehen und sprechen sah, als wäre er ein aus dem Jenseits Zurückgekehrter. Er betrachtete den Liegenden, das Atmungsgerät und das Wasser, vor allem das Wasser am Steg.

»Er wollte mich nicht loslassen, der Schuft.«

Aber niemand konnte das glauben. Das junge Mädchen im weißen Nachthemd wollte ihm einen Schal um den Hals legen, doch er stieß sie zurück und blieb nachdenklich, mißtrauisch an der gleichen Stelle stehen, als grüble er über ein Problem nach, das über alles menschliche Begreifen hinausging.

»Das kam von unten«, murmelte er wie zu sich selbst. »Etwas hat mich an den Beinen gepackt. Ich habe danach getreten, aber je mehr ich trat, desto fester umschlang es mich.«

Eine Schiffersfrau brachte eine Flasche Schnaps und reichte dem Alten ein Glas, der mehr als die Hälfte davon verschüttete, denn er ließ den anderen nicht aus den Augen und dachte immer noch nach.

»Wie ist das eigentlich passiert?« fragte der Polizist.

Aber der Alte zuckte nur die Schultern.

Von denen abgesehen, die das Atmungsgerät bedienten, gingen die Leute in Gruppen auf dem Quai auf und ab. Man wartete auf den Arzt.

»Geh wieder schlafen«, sagte jemand zu seiner Frau.

»Wirst du dann kommen und mir sagen...?«

Man hatte nicht bemerkt, daß der Alte die auf einen Quaderstein gestellte Flasche stibitzte, und jetzt saß er ganz allein an die Quaimauer angelehnt, trank aus der Flasche und dachte so angestrengt nach, daß seine Züge sich verkrampften.

Von seinem Platz aus konnte er den Ertrunkenen sehen, und ihm galt sein Brummen, denn er machte ihm Vorwürfe. Er beschimpfte ihn. Er beschuldigte ihn dunkler Machenschaften und drohte ihm sogar das Schlimmste an.

Das junge Mädchen im Nachthemd versuchte, ihm die Flasche abzunehmen, aber er sagte nur:

»Geh ins Bett!«

Er schob sie fort, denn sie versperrte ihm den Blick auf den anderen. Sie waren beide gleich groß, aber Ducrau war breiter und dicker, hatte einen gedrungenen

Hals und einen mit borstigem Haar bedeckten eckigen Kopf.

Man hörte das Brummen eines Autos und sah oben mehrere Männer aussteigen und auf die Treppe zugehen. Es waren Polizisten und ein Arzt.

Die Polizisten drängten sofort die Neugierigen beiseite.

Ein Inspektor in Zivil, der eben mit den Leuten gesprochen hatte, wandte sich dem Alten zu, auf den man ihn hinwies. Aber es war zu spät, um ihn vernehmen zu können. Er hatte die Schnapsflasche halb geleert und blickte jeden mißtrauisch an.

»Ist das Ihr Vater?« fragte der Inspektor das junge Mädchen im Nachthemd.

Sie schien nicht zu verstehen. Es ereignete sich ja auch zu vieles auf einmal. Der Wirt der Kneipe kam heran und sagte:

»Gassin war schon voll. Er wird auf dem Steg ausgerutscht sein.«

»Und der da?«

Der Arzt entkleidete den anderen.

»Das ist Emil Ducrau, der von den Schleppern und Steinbrüchen. Er wohnt dort.«

Es deutete auf das hohe Haus mit der Jalousie im ersten Stock, durch die immer noch ein dünner Lichtschein sickerte, und mit den wie in einen rosigen Schimmer getauchten Fenstern im zweiten.

»Im zweiten Stock?«

Die Leute zögerten mit der Antwort.

»Im ersten«, sagte schließlich einer.

Und ein anderer fügte geheimnisvoll hinzu:

»Auch im zweiten! Er hat jemand im zweiten wohnen.«

»Eine zweite Frau wohl?«

Das Fenster dort oben schloß sich wieder, und die Gardine wurde zugezogen.

»Ist die Familie schon benachrichtigt?«

»Nein. Man wollte erst wissen...«

»Zieh Strümpfe an«, sagte ein Schiffer zu seiner Frau, »und bring mir meine Mütze.«

Und so huschte von Zeit zu Zeit eine Gestalt von einem Kahn auf den anderen. Durch die Luken sah man Petroleumlampen, verwühlte Betten und an den Holzwänden Fotos.

Leise sagte der Arzt zu dem Inspektor:

»Sie sollten den Kommissar benachrichtigen. Bevor man ihn ins Wasser geworfen hat, hat der Mann einen Messerstich bekommen.«

»Ist er tot?«

Es war, als hätte der Ertrunkene nur darauf gewartet, um die Augen aufzuschlagen und zugleich unter Stöhnen Wasser auszuspeien. Er sah alles verkehrt, denn er lag auf dem Boden, und sein Horizont war der mit Sternen besäte Himmel. Er sah die Menschen wie Giganten, die in die Unendlichkeit hineinragten, und ihre Beine waren wie gewaltige Säulen. Er sagte nichts. Er blickte teilnahmslos ins Leere, und erst allmählich verloren seine Augen ihre Starrheit.

Man schien sein Stöhnen gehört zu haben, denn alle kamen zugleich angelaufen, und die Polizisten gaben plötzlich der Szene einen offiziellen Charakter: sie bildeten Spalier, drängten die Menge zurück und ließen nur die in ihren Kreis, deren Anwesenheit notwendig war.

Ducrau sah, wie der Raum um ihn herum sich leerte und Uniformen, Käppis und Silberlitzen vor ihm auftauchten. Er spie weiter graues Wasser aus, das ihm vom Kinn auf die Brust floß, während man unaufhörlich seine Arme bewegte. Auch die Bewegungen seiner

Arme verfolgte er interessiert, und er runzelte die Brauen, als jemand in der letzten Reihe flüsterte:
»Ist er tot?«
Der alte Gassin erhob sich, ohne seine Flasche loszulassen; er machte drei unsichere Schritte und stellte sich zwischen die Beine des anderen, den er mit einer so lallenden Stimme ansprach, daß man nicht eine Silbe verstand.

Aber Ducrau sah ihn. Er ließ ihn nicht mehr aus den Augen. Er dachte nach, er kramte bestimmt in seinem Gedächtnis.

»Gehen Sie weiter!« fuhr der Arzt Gassin an und schob ihn so heftig weg, daß der Betrunkene hinfiel. Seine Flasche zerbrach, und er blieb stöhnend und fluchend liegen und bemühte sich, seine Tochter, die sich über ihn beugte, wegzuscheuchen.

Wieder hielt ein Auto auf dem Quai, und eine neue Gruppe versammelte sich um den Polizeikommissar.

»Kann man ihn vernehmen?«
»Sie riskieren nichts, wenn Sie es probieren.«
»Glauben Sie, daß er mit dem Leben davonkommen wird?«

Es war der Mann selber, Emil Ducrau, der mit einem Lächeln antwortete. Es war ein seltsames, noch vages Lächeln, fast wie eine Grimasse, aber man spürte genau, daß es sich auf die Frage bezog.

Der Kommissar, der ein wenig verwirrt war, grüßte, indem er seinen Hut zog.

»Ich sehe mit Freuden, daß es Ihnen wieder bessergeht.«

Es war peinlich, von oben nach unten mit einem Mann zu sprechen, dessen Gesicht dem Himmel zugekehrt war und an dem sich die Retter unablässig zu schaffen machten.

»Sind Sie überfallen worden? Waren Sie weit von

hier? Wissen Sie, an welcher Stelle man Sie geschlagen und dann ins Wasser geworfen hat?«

Der Mund spie immer noch ruckweise Wasser aus. Emil Ducrau beeilte sich nicht mit der Antwort, er versuchte nicht einmal zu sprechen. Er wandte den Kopf ein wenig, weil das junge Mädchen im weißen Nachthemd in sein Blickfeld kam, und er folgte ihr mit den Augen bis zum Steg.

Sie wollte mit einer Nachbarin Kaffee für ihren Vater kochen, der sich mit Händen und Füßen dagegen sträubte, sich ins Bett bringen zu lassen.

»Erinnern Sie sich an das, was geschehen ist?«

Und da er nicht antwortete, nahm der Kommissar den Arzt beiseite: »Glauben Sie, daß er mich versteht?«

»Man sollte es meinen.«

Dennoch ...

Sie wandten Ducrau den Rücken und hörten plötzlich zu ihrer Verblüffung seine Stimme.

»Ihr tut mir weh.«

Alle sahen zu ihm hin. Es wurde ihm schwer, zu sprechen. Mühsam einen Arm bewegend, stammelte er:

»Will nach Hause ...«

Was die Hand zu zeigen versuchte, war das sechsstöckige Haus genau hinter ihm. Der Kommissar, der ärgerlich war, zögerte.

»Entschuldigen Sie, daß ich Sie weiter belästige. Haben Sie Ihre Angreifer gesehen? Haben Sie sie erkannt? Vielleicht sind sie nicht weit von hier ...«

Ihre Blicke begegneten sich. Emil zuckte nicht mit der Wimper, und dennoch antwortete er nicht.

»Es wird eine Untersuchung geben, und die Staatsanwaltschaft wird mich bestimmt fragen, ob ...«

Ganz überraschend kam in den schlaffen Körper, der dort auf dem hellen Pflaster des Entladequais lag, Le-

ben, und der Mann stieß alles weg, was ihn störte.
»Nach Hause!« sagte er noch einmal wütend.

Und man spürte, daß er zu toben beginnen und vielleicht wieder so viel Kraft haben würde, um aufzustehen und sich auf die Menge zu stürzen, wenn man sich seinem Wunsch weiter widersetzte.

»Vorsicht«, rief der Arzt, »Ihre Wunde kann wieder zu bluten anfangen.«

Aber den Mann mit dem Stiernacken scherte das wenig. Er hatte es plötzlich satt, inmitten der Neugierigen auf dem Boden zu liegen.

»Man soll ihn nach Hause bringen«, seufzte der Kommissar ergeben.

Man hatte die Bahre von der Schleuse Nr. 1 gebracht. Aber Ducrau wollte von einer Bahre nichts wissen. Er versuchte sich zu wehren, man mußte ihn an den Armen, an den Beinen, an den Schultern festhalten. Als man ihn davontrug, blickte er die Leute zornig an, und sie traten zur Seite, denn sie hatten Angst vor ihm.

Man überquerte die Straße. Der Kommissar hielt den kleinen Zug an.

»Einen Augenblick. Ich muß erst seiner Frau Bescheid sagen.«

Er klingelte, während die Träger unter der grünen Gaslampe stehenblieben, an der sich die Haltestelle der Straßenbahnen und Autobusse befand.

Unterdessen konnten ein paar Schiffer nur mit viel Mühe den alten Gassin, der sternhagelbetrunken war und sich obendrein an einer Glasscherbe die Hand verletzt hatte, über den Steg zum ›Goldenen Vlies‹ hinaufbringen.

ZWEITES KAPITEL

Als am übernächsten Tage Kommissar Maigret aus der Straßenbahn 13 an der Haltestelle gegenüber den beiden Kneipen ausstieg, war es zehn Uhr morgens. Er blieb eine ganze Weile stirnrunzelnd in der prallen Sonne am Rand des Gehsteigs stehen, während von Zement weiße Lastwagen sich zwischen ihn und den Kanal stellten.

Er hatte die Vertreter der Staatsanwaltschaft nicht hierherbegleitet, und er kannte den Schauplatz wie den ganzen Fall nur theoretisch. Auf dem kleinen Plan, den man für ihn gezeichnet hatte, war alles sehr einfach: rechts der Kanal mit der Schleuse und Gassins am Entladequai vor Anker liegendem Schiff; links die beiden Kneipen, das hohe Haus und ganz am Ende das kleine Tanzlokal. Vielleicht stimmte es so, nur die Perspektive, die Hintergründe, das Leben fehlten. Es waren zum Beispiel schon allein fünfzig Schiffe in dem Hafenbecken vor der Schleuse, die einen am Quai, die anderen aneinandergedrängt und schließlich noch einige, die sich langsam in der Sonne bewegten. Und auf der Straße herrschten ein Gewimmel und ein Lärm, der vor allem von den schweren Wagen verursacht wurde.

Die Seele der Landschaft war dennoch woanders, jedenfalls ihr Herz war es, dessen Schläge der Luft den Rhythmus gaben. Am Ufer des Wassers ragte eine hohe Maschine mit zwei Spitzen auf, ein Turm aus Eisen, der bei Nacht gewiß nur ein grauer Fleck war, aber bei Tage einen riesigen Spektakel vollführte. Er zerkleinerte Steine, die in Siebe und schließlich immer noch polternd auf dampfende Haufen von Staub fielen.

Hoch oben an der Maschine befand sich ein blaues Emailschild: ›Bauunternehmung Emil Ducrau‹.

Wäsche trocknete an auf den Schiffen gespannten Leinen, und ein junges blondes Mädchen goß Wasser auf das Deck des ›Goldenen Vlies‹.

Wieder fuhr eine Straßenbahn der Linie 13 vorbei und dann noch eine zweite, und Maigret, der die Strahlen der Aprilsonne genießerisch in seine Haut eindringen ließ, ging nicht gerade entschlossen auf das hohe Haus zu. Hinter den Fenstern der Loge sah er keine Concierge. Auf der Treppe lag ein abgenutzter dunkelroter Läufer. Die Stufen waren lackiert und die Wände so gestrichen, daß sie aussahen, als seien sie aus Marmor. Auf dem Treppenabsatz mit den beiden dunklen Türen und dem glänzenden Fleck des blankgeputzten Türknaufs aus Messing roch es nach Staub, nach mäßigem Wohlstand und kleinbürgerlicher Sittsamkeit. Ein Sonnenstrahl fiel von einem Hof schräg durch eine Dachluke in das Treppenhaus.

Maigret klingelte zwei- oder dreimal. Beim zweitenmal hörte er drinnen ein Geräusch, aber es vergingen fünf Minuten, bis sich die Tür öffnete.

»Bin ich hier bei Ducrau?«

»Ja. Kommen Sie herein.«

Das Mädchen war vor Aufregung rot, und Maigret lächelte, als er sie anblickte, ohne eigentlich zu wissen, warum. Es war ein dickes, appetitliches Mädchen, besonders wenn man sie von hinten sah, denn ihr grobes Gesicht mit den harten und unregelmäßigen Zügen enttäuschte.

»Wen darf ich melden?«

»Ich bin von der Kriminalpolizei.«

Sie machte zwei Schritte auf die Tür zu und mußte sich bücken, um ihren Strumpf hochzuziehen. Dann machte sie zwei weitere, glaubte sich durch den Türflügel verdeckt, befestigte ihren Strumpfhalter und zupfte an ihrem Unterrock, was Maigret noch mehr zum Lächeln reizte. In dem Zimmer wurde geflüstert, und dann erschien das Mädchen wieder.

»Treten Sie bitte näher.«

Es lag nicht nur an der Sonne, daß Maigret dieses Lächeln aufsetzte. Es kam aus seinem tiefsten Inneren und verbreitete sich über sein ganzes Gesicht. Schon vor der Tür und in der Diele hatte er geahnt, was vor sich gegangen war. Und jetzt war er dessen sicher, während er sagte:

»Monsieur Ducrau?«

Seine Augen lachten. Sein Mund verzog sich unwillkürlich zu einer Grimasse, und von diesem Augenblick an war es, als brauchten sich die beiden Männer nichts mehr vorzumachen. Ducrau sah das Mädchen an, dann den Besucher und schließlich seinen mit rotem Samt bezogenen Sessel. Darauf strich er sich übers Haar, das sowieso glatt saß, und lächelte ebenfalls, ein geschmeicheltes, ein wenig verlegenes, aber dennoch zufriedenes Lächeln.

Drei Fenster blinkten in der Sonne, und durch das eine von ihnen, das weit offenstand, drangen die Geräusche der Straße und der Lärm der Schrotmühle so laut herein, daß Maigret, als er zu sprechen begann, seine Stimme kaum hörte.

Emil Ducrau hatte sich mit einem wohligen Seufzer wieder in seinen Sessel gesetzt, aber man spürte trotzdem, daß er noch etwas mitgenommen war. Doch schon tags zuvor hatten die Vertreter der Staatsanwaltschaft ihn in einem Sessel angetroffen, während sie erwartet hatten, ihn sterbenselend in seinem Bett zu finden.

Er trug Pantoffeln, ein Nachthemd mit rotgesticktem Kragen unter seiner alten Jacke, und die lässige Aufmachung paßte genau zu dem Salon mit den Dutzendmöbeln, die dreißig oder vierzig Jahre alt waren, den

Fotos von Schleppern in schwarzen und goldenen Rahmen und dem in einer Ecke stehenden Zylinderschreibtisch.

»Sind Sie mit der Untersuchung betraut?«

Das Lächeln erlosch allmählich. Ducrau wurde wieder ein ernster Mann mit forschendem Blick und einer bereits aggressiven Stimme.

»Sie haben wohl schon Ihre eigene Vorstellung von dem Fall? Nein? Nun, um so besser, aber das verwundert mich eigentlich bei einem Polizeibeamten.« Er hatte nicht die Absicht, unangenehm zu sein, es war seine natürliche Haltung. Manchmal schnitt er ein Gesicht, sicherlich weil ihn seine Verletzung im Rücken schmerzte.

»Trinken Sie etwas! Mathilde! Mathilde! Mathilde, wo bleibt sie denn bloß!«

Und zu dem Mädchen, das endlich mit Händen, an denen noch Seifenschaum klebte, erschien:

»Bringen Sie Weißwein. Guten!«

Er füllte den Sessel mit seinem massigen Körper aus, und seine Füße wirkten, weil sie auf einer Fußbank ruhten, kürzer, als sie in Wirklichkeit waren.

»Nun, was hat man Ihnen erzählt?«

Er hatte die Gewohnheit, beim Sprechen immer wieder durchs Fenster auf die Schleuse zu blicken, und plötzlich brummte er:

»Ist doch nicht zu glauben! Da lassen sie sich von einem ›Poliet und Chausson‹ überholen.«

Maigret sah einen beladenen, gelbgestrichenen Kahn langsam in die Schleusenkammer fahren. Hinter ihm fuhr ein mit einem blauen Dreieck gekennzeichneter, und drei oder vier Leute gestikulierten und fluchten sicherlich.

»All die Schiffe mit blauem Dreieck gehören mir«,

sagte Ducrau und dann zu dem Mädchen, das wieder hereinkam:

»Stellen Sie die Flasche und die Gläser dort auf den Stuhl. Hier geht es ungezwungen zu, Herr Kommissar. Wo war ich doch stehengeblieben? Ach ja. Ich bin neugierig zu hören, was man von dem Fall erzählt.«

In seiner Bonhomie versteckte sich etwas wie Bosheit, und je mehr er Maigret betrachtete, desto fühlbarer wurde diese Bosheit, vielleicht weil der Kommissar äußerlich ebenso breit und schwer war wie er, nur größer, und weil seine Ruhe in der Wohnung wie ein Felsen wirkte, der sich nicht wegwälzen ließ.

»Der Bericht heute morgen hat mich bestürzt«, sagte er. »Haben Sie ihn gelesen?«

Die Wohnungstür öffnete sich, und jemand kam durch die Diele in das Zimmer herein. Es war eine magere, grämliche Frau in den Fünfzigern, die ein Einkaufsnetz in der Hand hielt und sich entschuldigte:

»Verzeihung, ich wußte nicht ...«

Maigret hatte sich schon erhoben.

»Madame Ducrau, nehme ich an? Ich freue mich, Ihre Bekanntschaft zu machen.«

Sie begrüßte ihn verlegen und zog sich dann rasch zurück. Man hörte sie mit dem Mädchen sprechen, und Maigret lächelte von neuem, denn die Einzelheiten der Szene von vorhin verstand er jetzt erst richtig.

»Meine Frau hat es sich nicht abgewöhnen können, den Haushalt zu besorgen«, murmelte Ducrau. »Wenn sie es wollte, könnte sie sich zehn Dienstboten leisten, aber sie will immer alles selber tun.«

»Sie haben, glaube ich, als Besitzer eines Schleppers begonnen.«

»Ich habe begonnen, wie jeder beginnt: im Kesselraum. Der Kasten hieß ›Adler‹. Ich habe dann die Tochter des Besitzers geheiratet, die Sie eben gesehen haben, und er hat ihn mir übereignet. Jetzt ist die Serie der ›Adler‹ auf vierundzwanzig angewachsen. Allein hier im Hafenbecken liegen zwei, die heute bis nach Dizy hinauffahren werden, und fünf kommen von dort herunter. Alle die Schiffer in den beiden Kneipen unten arbeiten für mich. Ich habe schon achtzehn Kähne, Fleutschiffe und zwei Baggermaschinen dazu gekauft.«

Seine Augen wurden kleiner und sahen schließlich Maigrets Augen nicht mehr.

»Ist es das, was Sie wissen wollten?«

Und zur Tür gewandt, brüllte er:

»Ruhe da draußen!«

Es galt den beiden Frauen, deren Stimmengemurmel ins Zimmer drang.

»Auf Ihr Wohl! Man hat Ihnen gewiß gesagt, daß ich bereit bin, der Polizei zwanzigtausend Francs zu zahlen, wenn sie meinen Angreifer entdeckt, und ich nehme an, daß man mir darum einen besonders guten Mann geschickt hat. Was betrachten Sie?«

»Nichts. Den Kanal, die Schleuse, die Schiffe . . .«

Die von den Fenstern umrahmte leuchtende Landschaft sprühte von Leben. Von oben wirkten die Kähne schwerer, wie halb im Wasser versunken. In seinem Nachen stehend, teerte ein Schiffer den grauen Rumpf seines Schiffes, der zwei Meter hoch aus dem Wasser aufragte. Es gab da Hunde, Hühner in einem Drahtkäfig, und das blonde junge Mädchen putzte die Messingbeschläge auf Deck. Leute kamen und gingen über die Tore der Schleuse, und die Schiffe, die stromabwärts fuhren, schienen zu zögern, bevor sie sich die Seine hinuntergleiten ließen.

»Kurz, das alles gehört sozusagen Ihnen?«

»Alles, das ist übertrieben. Aber alle Leute, die Sie dort sehen, hängen ein wenig von mir ab, vor allem seit ich die Kalksteinbrüche in der Champagne gekauft habe.«

Die Möbel der Wohnung ähnelten denen, die in Versteigerungslokalen gestapelt werden, um sie am Samstag zu Geld zu machen, wenn die kleinen Leute kommen, die einen Tisch oder sonst etwas billig erstehen wollen. Der Geruch von gebratenen Zwiebeln drang von der Küche zugleich mit dem Zischen auf dem Herd herein.

»Eine Frage, wenn Sie gestatten. Der Bericht sagt, daß Sie sich nicht an das erinnern, was bis zu dem Augenblick geschehen ist, da man Sie aus dem Wasser gefischt hat.«

Ducrau schnitt bedächtig die Spitze einer Zigarre ab.

»In welchem Augenblick genau hört Ihre Erinnerung auf? Können Sie mir zum Beispiel sagen, was Sie vorgestern abend gemacht haben?«

»Meine Tochter und ihr Mann haben hier gegessen. Ihr Mann ist Infanteriehauptmann in Versailles. Sie kommen jeden Mittwoch.«

»Haben Sie auch einen Sohn?«

»Ja, er ist noch Student. Aber man sieht ihn selten in der Wohnung, denn ich habe ihm ein Zimmer im sechsten Stock gegeben.«

»Sie haben ihn also an jenem Abend nicht gesehen?«

Ducrau nahm sich Zeit, die Frage zu beantworten. Er ließ Maigret nicht mehr aus den Augen, und während er an seiner Zigarre zog, wog er jede Frage ab, die man ihm stellte, und jedes Wort, das er aussprach. »Hören Sie, Herr Kommissar, ich will Ihnen etwas Wichtiges sagen, und ich rate Ihnen, es zu behalten, wenn Sie wollen, daß wir uns verständigen. Man hat Mimil noch nie überlistet! Mimil, das bin ich. Man nannte mich so, als ich erst einen Schlepper besaß, und manche Schleusenmeister an der oberen Marne kennen mich nur unter diesem Namen. Verstehen Sie mich? Ich bin nicht dümmer als Sie. In dieser Geschichte bin ich derjenige, der angegriffen worden ist und der Sie hat kommen lassen, um die Sache aufzuklären!«

Maigret zuckte nicht mit der Wimper, aber zum erstenmal seit langem freute er sich, jemanden kennenzulernen, dessen Bekanntschaft zu machen sich wirklich lohnte.

»Trinken Sie Ihren Wein aus. Nehmen Sie eine Zigarre. Stecken Sie sich ein paar in die Tasche. Aber ja! Tun Sie, was Ihres Amtes ist, aber lassen Sie alles Getue. Unter den Vertretern der Staatsanwaltschaft, die gestern hier waren, war ein Schnösel von Untersuchungsrichter, der seine sauberen gelben Handschuhe nicht auszog, als ob er fürchtete, sich sonst die Hände zu beschmutzen. Nun, ich habe ihn gebeten, seinen Hut abzusetzen und das Rauchen einzustellen, während ich ihm meinen Rauch ins Gesicht blies. Verstehen Sie? So – und nun höre ich Ihnen zu.«

»Eine Frage. Halten Sie Ihre Anzeige aufrecht? Ja? Und bestehen Sie wirklich darauf, daß ich den Schuldigen ausfindig mache?«

Über Ducraus Lippen huschte ein Lächeln. Statt die Frage zu beantworten, murmelte er:

»Und dann?«

»Das ist alles. Es ist noch Zeit.«

»Haben Sie mir nichts anderes zu sagen?«

»Nein, nichts.«

Und Maigret erhob sich und stellte sich, in die Sonne blinzelnd, vor das Fenster.

»Mathilde! Mathilde!« rief Ducrau. »Zunächst einmal kommen Sie etwas schneller, wenn ich Sie rufe, und dann binden Sie eine saubere Schürze um. Und jetzt holen Sie mir eine Flasche Champagner. Eine von den acht Flaschen hinten links.«

25

»Ich trinke keinen Champagner«, sagte Maigret, als das Mädchen gegangen war.

»Den werden Sie trinken. Es ist 1897er, den der Besitzer der größten Sektkellerei in Reims mir geschickt hat.«

Er hatte sich besänftigt. Er war sogar ein wenig gerührt, aber das war kaum zu spüren.

»Was betrachten Sie?«

»Gassins Schiff.«

»Wissen Sie, daß Gassin ein alter Kamerad von mir ist, der einzige, der mich noch duzt? Wir haben unsere ersten Reisen zusammen gemacht. Ich habe ihm eins meiner Schiffe anvertraut, das vor allem nach Belgien fährt.«

»Er hat eine hübsche Tochter.«

Das war mehr ein Gefühl, denn aus der Entfernung sah Maigret nur eine Silhouette, und dennoch war er überzeugt, daß das Mädchen schön war. Eine Silhouette nur, ein schwarzes Kleid und eine weiße Schürze und bloße Füße in Holzpantinen.

Ducrau antwortete nicht, und nach einigen Augenblicken des Schweigens sagte er, als sei er am Ende der Geduld:

»Fahren Sie fort. Die Dame oben, das Mädchen und das übrige! Ich bin ganz Ohr ...«

Die Küchentür öffnete sich halb. Madame Ducrau blieb auf der Schwelle stehen, hustete und sagte dann: »Soll Eis geholt werden?«

Und er entgegnete wütend:

»Warum läßt du nicht den Champagner in Reims holen?«

Sie verschwand, ohne darauf zu antworten, und die Tür blieb halb geöffnet, während Ducrau fortfuhr:

»Also, ich habe im zweiten Stock genau über diesem

Zimmer eine Person, die Rosa heißt und die Bardame im ›Maxim‹ war.«

Er senkte die Stimme nicht, im Gegenteil. Seine Frau sollte es hören. In der Küche klirrten Gläser. Das Mädchen kam in einer sauberen Schürze mit einem Tablett herein.

»Wenn Sie noch weitere Einzelheiten wissen wollen: ich gebe ihr monatlich zweitausend Francs und kleide sie. Aber sie macht sich fast alle Kleider selber. Gut, stellen Sie alles hin und verschwinden Sie. Würden Sie die Flasche entkorken, Herr Kommissar?«

Maigret hatte sich inzwischen an den Lärm gewöhnt. Er hörte das Stampfen und die Straßengeräusche nicht mehr, die sich mit dem Gebrumm der beiden dicken Fliegen im Zimmer vermischten.

»Wir sprachen von vorgestern. Meine Tochter und ihr Idiot von Mann haben hier zu Abend gegessen, und wie immer bin ich nach dem Nachtisch weggegangen. Ich kann Stiesel nicht leiden, und mein Schwiegersohn ist einer. Auf Ihr Wohl!«

Er schnalzte mit der Zunge und stieß einen Seufzer aus.

»Das ist alles. Es war vielleicht zehn Uhr. Ich bin die Straße hinuntergegangen und habe bei Catherine, der das Tanzlokal ein Stück weiter gehört, einen Schnaps getrunken. Dann bin ich weitergegangen und an die Ecke der Gasse gelangt, dort hinten, wo eine Laterne steht. Ich trinke viel lieber mit Mädchen Bier als mit meinem Schwiegersohn.«

»Haben Sie, als Sie dieses Haus verließen, nicht bemerkt, daß Ihnen jemand nachging?«

»Ich habe nicht das geringste bemerkt.«

»In welche Richtung sind Sie gegangen?«

»Das weiß ich nicht.«

Die Stimme wurde von neuem aggressiv. Ducrau

verschluckte sich, als er einen zu großen Schluck Champagner trank, hustete und spuckte auf den verblichenen Teppich.

In dem Bericht des Arztes hieß es, die Verletzung am Rücken sei nur leicht, und der Reeder habe drei bis vier Minuten im Wasser gelegen, wobei er vielleicht ein- oder zweimal aufgetaucht sei.

»Sie verdächtigen natürlich niemanden?«

»Ich verdächtige alle!«

Es war seltsam, er hatte einen breiten, schwammigen Kopf, und dennoch spürte man, daß dieser Kopf äußerst hart war. Wenn er Maigret verstohlen beobachtete, um zu sehen, wie dieser auf eine Bemerkung reagierte, erinnerte er an einen alten Bauern, der auf dem Markt feilscht, aber gleich darauf spiegelte sich in seinen blauen Augen eine verwirrende Einfalt.

Bald drohte, schrie, fluchte er, und bald fragte man sich, ob er das alles nicht nur zu seinem Vergnügen tat.

»Das wollte ich Ihnen vor allem sagen! Denn ich habe das Recht, alle zu verdächtigen: meine Frau, meinen Sohn, meine Tochter, ihren Mann, die Rosa, das Mädchen, Gassin.«

»Ihre Tochter...«

»Auch Aline, wenn Sie wollen!«

Aber er sagte das doch in einem anderen Ton.

»Und ich möchte noch etwas sagen. Ich gebe Ihnen das Recht, all diese Leute, die mir gehören, solange es Ihnen Spaß macht, in die Zange zu nehmen. Ich kenne die Polizei. Ich weiß, sie wird selbst noch in ihren Mülleimern herumschnüffeln. Wir können sogar gleich anfangen.

Jeanne! Jeanne!«

Seine Frau erschien erstaunt und furchtsam.

»Verflucht noch mal, komm herein. Man kann dich kaum jemandem vorstellen, weil du wie ein Dienstmädchen aussiehst. Trink ein Glas. Aber ja! Stoß mit dem Kommissar an. Und nun rate mal, was der Kommissar wissen will.«

Sie war blaß und nichtssagend, schlecht angezogen und schlecht frisiert, alt und häßlich wie die Möbel im Salon. Die Sonne blendete sie. Und nach fünfundzwanzigjähriger Ehe zuckte sie bei jedem lauten Wort ihres Mannes immer noch zusammen.

»Er möchte wissen, worüber du beim Abendessen mit Bertha und ihrem Mann gesprochen hast.«

Sie versuchte zu lächeln. Ihre Hand, die das Champagnerglas hielt, zitterte, und Maigret sah die von der Küchenarbeit zerschundenen Finger.

»Antworte. Aber erst trink mal.«

»Wir haben von allem Möglichen gesprochen.«

»Das ist nicht wahr.«

»Entschuldigen Sie, Herr Kommissar, ich weiß wirklich nicht, was mein Mann meint.«

»O doch, o doch! Nun, ich werde dir helfen.«

Sie stand aufrecht neben dem roten Sessel, in dem Ducrau mehr lag als saß.

»Bertha hat angefangen. Erinnere dich. Sie hat gesagt...«

»Emil!«

»Was heißt Emil! Sie hat gesagt, sie fürchte, sie bekomme ein Kind, und in diesem Fall könne Decharme nicht bei der Armee bleiben, weil er zuwenig verdiene, um eine Amme und alles andere, was notwendig sei, zu bezahlen. Ich habe ihm geraten, Erdnüsse zu verkaufen. Stimmt das?«

Mit einem kümmerlichen Lächeln versuchte sie ihn zu entschuldigen.

»Du solltest dich ins Bett legen.«

»Hat das der Dummkopf vorgeschlagen? Antworte, was hat er vorgeschlagen? Daß ein Teil des Vermögens sofort aufgeteilt wird, weil man es eines Tages doch wird tun müssen. Mit seinem Anteil möchte sich der Monsieur in der Provence niederlassen, wo das Klima für seine Nachkommenschaft ausgezeichnet sein würde. Und wir könnten ihn dann dort in den Ferien besuchen.«

Er erhitzte sich nicht. Er brauste nicht auf. Im Gegenteil, er sprach mit harter, bedächtiger Stimme.

»Was hat er hinzugefügt, als ich meinen Hut aufsetzte? Du sollst das selber sagen.«

»Ich weiß es nicht mehr.«

Sie war den Tränen nahe. Sie stellte ihr Glas hin, um den Champagner nicht zu vergießen.

»Sag es!«

»Er hat gesagt, daß du anderswo genug Geld ausgäbest...«

»Er hat nicht gesagt: ›anderswo‹.«

»Mit...«

»Nun?«

»Mit Frauen.«

»Und weiter?«

»Mit der oben.«

»Haben Sie gehört, Herr Kommissar? Haben Sie sie noch etwas zu fragen? Ich sage Ihnen das, weil sie gleich weinen wird, und das ist nicht gerade erfreulich. Du kannst gehen!«

Er seufzte wieder, ein langer Seufzer, wie er nur aus seiner dicken Brust kommen konnte.

»So, da haben Sie schon eine Probe! Wenn es Sie amüsiert, brauchen Sie nur allein weiterzumachen. Morgen werde ich aufsein, was der Arzt auch sagen mag. Sie werden mich wie jeden Morgen um sechs Uhr auf der Werft sehen. Trinken Sie noch ein Glas? Sie haben vergessen, sich ein paar Zigarren einzustecken. Gassin hat eben wieder fünfhundert für mich in seinem

Schiff geschmuggelt. Sie sehen, daß ich Ihnen nichts verheimliche.«

Er erhob sich mühsam, wobei er sich auf die Lehnen des Sessels stützte.

»Ich danke Ihnen für Ihre Hinweise«, sagte Maigret, der die banalste Formel gesucht hatte.

Ducraus Augen lachten. Die des Kommissars ebenfalls. Sie blickten sich so mit der gleichen gedämpften vielsagenden Heiterkeit an, als ob sie einander herausfordern wollten; vielleicht fühlte sich auch der eine vom anderen merkwürdig angezogen.

»Soll ich das Mädchen rufen, daß sie Sie hinausführt?«

»Danke, ich finde meinen Weg auch so.«

Sie drückten sich nicht die Hand, und auch das war wie eine stumme Vereinbarung. Ducrau blieb am offenen Fenster stehen, wobei sich seine Gestalt dunkel von dem hellen Hintergrund abhob. Er mußte erschöpfter sein, als er zugeben wollte, denn er keuchte beim Atmen.

»Viel Glück! Vielleicht verdienen Sie sich die zwanzigtausend Francs.«

Als Maigret an der Küchentür vorüberkam, hörte er drinnen Weinen. Er erreichte den Treppenabsatz, ging einige Stufen hinunter, blieb in dem Sonnenstrahl stehen, der ein wenig weitergerückt war, und holte ein Blatt Papier aus seiner Tasche. Es war der Bericht des Arztes, in dem es unter anderem hieß:

»Die Hypothese eines Selbstmordversuchs scheidet aus, denn es ist unmöglich, daß ein Mann sich an der Stelle der Verletzung selber einen Messerstich beibringt.«

Jemand bewegte sich im Halbdunkel der Loge. Es war die Concierge, die gerade nach Hause gekommen war. Auf der Straße war es sonnig und staubig, und es herrschte ein reges Leben. Die Straßenbahn der Linie 13 hielt und fuhr gleich wieder weiter. Die Glocke des Lokals rechts läutete, während die Steine in die Schrotmühle rollten und ein kleiner Schlepper mit blauem Dreieck aus Leibeskräften wütend vor dem Schleusentor pfiff, das man ihm vor der Nase schloß.

DRITTES KAPITEL

Auf dem grellblauen Schild war ein Dampfer zu sehen mit einem Möwenschwarm darüber, und darunter stand: Treffpunkt der ›Adler‹.

Es war die Kneipe rechts. Maigret stieß die Tür auf und setzte sich in eine Ecke. Die fünf Männer, die mit übereinandergeschlagenen Beinen, die Stühle nach hinten gekippt und die Mützen wegen der Sonne tief in die Stirn gezogen, an einem Tisch saßen, verstummten. Vier trugen einen blauen Sweater, der ihnen bis an den Hals reichte, und alle hatten die gleiche fein gegerbte Haut mit kaum sichtbaren Runzeln, und ihr Haar war im Nacken und an den Schläfen gebleicht. Der, der aufstand und auf Maigret zukam, war der Wirt.

»Was darf es sein?«

Das Lokal war sauber. Auf den Boden waren Sägespäne gestreut, die Zinktheke glänzte, und es roch süßbitter: es war die Stunde des Aperitifs.

»Ach, du liebe Zeit«, seufzte einer der Männer und zündete sich seinen Zigarettenstummel wieder an.

Dieses »Ach du liebe Zeit« schien sich auf Maigret zu beziehen, der ein Bier bestellt hatte und sich gemächlich seine Pfeife stopfte.

Genau ihm gegenüber in der Gruppe leerte ein kleiner Alter mit blondem Bart sein Glas in einem Zuge und brummelte, während er sich den Bart abwischte:

»Noch einen, Fernand.«

Sein dick verbundener rechter Arm verscheuchte den letzten Zweifel daran, daß es der alte Gassin war. Die anderen machten sich übrigens geheime Zeichen, wobei sie auf den Schiffer deuteten, der Maigret wie ein Wundertier anstarrte.

Er hatte schon eine ganze Menge getrunken, wie seine unsicheren Bewegungen verrieten. Er hatte in Maigret jemanden von der Polizei gewittert, und seine Kameraden weideten sich an seiner Erregung.

»Schönes Wetter, Gassin!«

Er wurde schon wütend.

»Man könnte meinen, du hättest Monsieur etwas zu erzählen!«

Und der eine der Männer zwinkerte Maigret zu, womit er sagen wollte:

»Achten Sie nicht auf ihn. Sie sehen ja, in welchem Zustand er ist.«

Vielleicht war der Wirt allein ein wenig beunruhigt, aber seine Gäste waren unbekümmert heiter und arglos. Durch das Fenster sah man nur die Brüstung des Quais, die Masten, die Steuerruder der Kähne und das Dach des Hauses des Schleusenmeisters.

»Wann lichtest du den Anker, Gassin?«

Und einer der anderen sagte leise:

»Sprich doch mal mit ihm!«

Es sah aus, als würde er den Rat befolgen. Der Alte stand auf und ging mit der gespielten Lässigkeit eines Trunkenbolds auf die Theke zu.

»Noch einen, Fernand.«

Er blickte immer noch Maigret an, und sein Blick war dreist, aber zugleich drückte sich eine dumpfe Verzweiflung darin aus.

Der Kommissar klopfte mit einem Geldstück auf den Tisch, um den Wirt zu rufen.

»Was macht es?«

Und Fernand beugte sich über den Tisch, nannte den Betrag und fügte dann leiser hinzu:

»Reizen Sie ihn nicht. Er ist seit zwei Tagen betrunken.«

Obwohl er das nur murmelnd gesagt hatte, brummte der Alte von der Theke herüber:

»Was redest du da?«

Maigret hatte sich erhoben. Er wollte keinen Streit. Er machte sein freundlichstes Gesicht und ging zur Tür. Als er die Straße überquert hatte, drehte er sich um und sah, daß Gassin, sein Glas in der Hand, ans Fenster getreten war und ihm nachblickte.

Es war noch wärmer geworden. Ein Clochard schlief lang ausgestreckt auf dem Pflaster des Quais.

Autos fuhren vorüber, Lastwagen, Straßenbahnen, aber Maigret wußte jetzt, daß das ohne Bedeutung war. All diese Fahrzeuge wirkten wie Fremdkörper in dieser Landschaft. Man fuhr hier durch, um an die Ufer der Marne zu gelangen, aber worauf es ankam, waren die Schleuse, die Pfeifen der Schlepper, die Schrotmühle, die Kähne und die Kräne, die beiden Schifferkneipen und vor allem das hohe Haus, in dem man in einem Fenster Ducraus roten Sessel sah.

Die Leute waren hier draußen zu Hause. Die Arbeiter eines Krans frühstückten auf einem Sandhaufen sitzend. Eine Schiffersfrau deckte auf dem Deck ihres Schiffes den Tisch, und eine andere wusch.

Der Kommissar ging gemächlich die Steinstufen hinunter. Er befand sich jetzt dicht vor dem ›Goldenen Vlies‹, dessen Holz eine Schutzschicht aus rotem Harz hatte. Das Deck, das eben geschrubbt worden war, trocknete schon an einigen Stellen, und man sah das junge Mädchen nicht mehr.

Maigret machte ein paar Schritte auf dem Steg, drehte

sich dann um und sah den Alten an der Brüstung lehnen. Er setzte seinen Weg fort und rief, als er an Bord war:

»Ist hier jemand?«

Die Frau, die auf dem Kahn daneben ihre Wäsche wusch, beobachtete ihn, während er auf eine Doppeltür mit blauen und roten Scheiben zuging.

»Ist hier jemand?«

Eine kleine Treppe führte in einen sauberen, aufgeräumten Raum, in dem in einer Ecke ein mit einem weißen Tuch bedeckter Tisch stand. Maigret stieg die Treppe hinunter, und als er die letzte Stufe erreichte, sah er das junge blonde Mädchen, das auf einem Binsenstuhl saß und einem Säugling die Brust gab.

Das Bild kam so unvermutet und war so natürlich zugleich, daß der Kommissar verlegen seinen Hut zog, seine noch heiße Pfeife in die Tasche steckte und einen Schritt zurücktrat.

»Entschuldigen Sie bitte.«

Das junge Mädchen hatte sich gewiß erschreckt. Sie sah ihn an, als ob sie seine Absichten erraten wollte, stand aber nicht auf, und der kleine Mund des Kindes ließ ihre Brust nicht los.

»Ich ahnte ja nicht ... Ich bin mit der Untersuchung betraut, und ich habe mir erlaubt, Sie um einige Auskünfte zu bitten.«

Maigret spürte bei ihrem Anblick ein leises Unbehagen. Er hatte eine Vorahnung, die er indessen nicht genauer zu beschreiben vermochte.

Es war ein großes Zimmer mit lackierten Pitchpinwänden. In einer Ecke stand ein Bett, auf dem eine Steppdecke lag, und darüber hing ein Kruzifix aus Ebenholz. Die Mitte der Kajüte diente als Eßzimmer, und der Tisch war für zwei Personen gedeckt.

»Nehmen Sie Platz«, sagte die junge Frau.

Auch ihre Stimme überraschte ihn, und dennoch hatte er schon, als er sie vom Fenster der Ducrauschen Wohnung aus gesehen, das Gefühl gehabt, daß Aline etwas Besonderes, etwas Ätherisches hatte.

Aber sie war weder klein noch zart. Wenn man sie aus der Nähe sah, wirkte sie sogar kräftig und gesund. Ihre Züge waren regelmäßig, und ihre braune Gesichtsfarbe stach von dem Blond ihres Haars ab.

Warum hatte man dennoch den Eindruck, daß sie schwach und schutz- oder trostbedürftig war?

»Ist das Ihr Kind?«

Maigret deutete auf das Baby, dessen Holzwiege ihm zugewandt war.

»Es ist mein Söhnchen.« Sie lächelte höflich und ein wenig ängstlich.

»Sie sind Gassins Tochter, nicht wahr?«

»Ja.«

Sie hatte eine Kinderstimme und auch die Gefügigkeit eines braven Kindes, das man ausfragt.

»Es tut mir leid, daß ich Sie in diesem Augenblick stören muß. Da Sie hier waren, als sich vorgestern die Ereignisse abgespielt haben, möchte ich wissen, ob im Verlauf des Abends jemand an Bord gekommen ist. Emil Ducrau zum Beispiel.«

»Ja.«

Darauf war Maigret am wenigsten gefaßt, und er fragte sich, ob sie seine Frage überhaupt verstanden habe.

»Sind Sie sicher, daß Ducrau am Abend des Überfalls hier gewesen ist?«

»Ich habe ihm nicht die Tür aufgemacht.«

»War er auf Deck?«

»Ja. Er hat gerufen. Ich wollte gerade zu Bett gehen.«

Maigret konnte in eine zweite Kajüte hineinblicken, die kleiner war und in der ein Bett stand. Während er sprach, schob die junge Frau sanft das Kind von ihrer Brust weg, wischte ihm das Kinn ab und knöpfte ihre Bluse dann wieder zu.

»Wie spät war es?«

»Das weiß ich nicht.«

»War es lange, bevor Ihr Vater ins Wasser fiel?«

»Das kann ich auch nicht sagen.«

Sie wurde unruhig, ohne erkennbaren Grund, stand auf, um das Baby in die Wiege zu legen, und als es den Mund öffnete, um zu schreien, gab sie ihm einen Schnuller.

»Kennen Sie Ducrau gut?«

»Ja.«

Sie schürte das Feuer im Herd und streute Salz in einen Kochtopf voller Kartoffeln. Maigret, der jede ihrer Bewegungen verfolgte, war plötzlich einiges klargeworden. Sie war vielleicht nicht verrückt, aber es war ein Schleier zwischen ihr und der Außenwelt. Alles an ihr war gedämpft, ihre Bewegungen, ihre Stimme, ihr Lächeln. Denn sie lächelte, um sich zu entschuldigen, daß sie an dem Besucher vorbeiging.

»Wissen Sie, was Ducrau hier wollte?«

»Das gleiche wie immer.«

Das Unbehagen des Kommissars wuchs. Seine Hände wurden feucht. Jedes Wort der jungen Frau konnte dramatische Folgen haben. Mit jeder Frage lüftete sich das Geheimnis ein wenig, und dennoch hatte Maigret Angst, sie zu fragen. War sie sich überhaupt dessen bewußt, was sie ihm sagte? Beantwortete sie nicht alle Fragen mit einem Ja?

»Sie sprechen wohl von dem jungen Ducrau«, murmelte er, um sie auf die Probe zu stellen.

»Jean war nicht hier.«

»Macht Ihnen sein Vater den Hof?«

Sie sah Maigret einen Augenblick fest an, dann

wandte sie den Kopf ab. Er spürte, er stand jetzt dicht vor der Lösung des Rätsels, und er wollte darum schnell zum Schluß kommen.

»Er kommt immer deswegen her, nicht wahr? Er stellt Ihnen nach, er versucht...«

Er hielt jäh inne, denn sie weinte, und er wußte nicht mehr, was er sagen sollte.

»Verzeihen Sie. Denken Sie nicht mehr daran.«

Er klopfte ihr auf die Schulter. Aber dadurch wurde es noch schlimmer. Sie wich mit einem Satz zurück, lief in die zweite Kajüte und schloß die Tür hinter sich. Und hinter der Wand schluchzte sie weiter. Auch das Baby, dem der Schnuller aus dem Munde gefallen war, weinte.

Es blieb ihm nichts anderes übrig, als zu gehen. Die Treppe war niedrig, und er stieß mit dem Kopf gegen die Decke. Er war darauf gefaßt, den alten Gassin auf Deck zu finden. Aber es war niemand da.

Auch auf dem Quai war Gassin nicht. Als Maigret die Straße erreichte, sah er ein Auto vor dem hohen Hause halten. Es war kein besonders starker Wagen. Er trug das Kennzeichen ›Seine et Oise‹, und der Kommissar brauchte nur die Frau zu betrachten, die ausstieg, um zu wissen, wer sie war.

Es war Ducraus Tochter. Sie wirkte genauso bäurisch und stark wie ihr Vater. Ihr Mann, der in Zivil war – er trug einen dunklen Anzug –, schloß die Wagentür und steckte den Schlüssel in seine Tasche.

Aber sie hatten etwas vergessen. Die Frau drehte sich an der Schwelle des Hauses noch einmal um. Ihr Mann zog den Schlüssel wieder heraus, öffnete eine Tür des Autos und ergriff ein kleines Paket, das spanische Weintrauben zu enthalten schien, wie man sie Kranken bringt.

Sich streitend, verschwand das Paar dann in dem Haus. Maigret blieb an der Straßenbahnhaltestelle stehen und vergaß, der gerade vorüberfahrenden Bahn ein Zeichen zu machen, anzuhalten. Viele Gedanken gingen ihm durch den Kopf; er fühlte sich ein wenig aus dem Gleichgewicht gebracht und wollte aus diesem Zustand möglichst schnell herauskommen. Aus der Kneipe kamen die Schiffer und drückten sich die Hand, bevor sie sich trennten. Der eine von ihnen, ein großer junger Mann mit offenem Gesicht, kam auf Maigret zu, der ihn anhielt.

»Verzeihung, ich möchte Ihnen eine Frage stellen.«
»Ach, wissen Sie, ich war nicht dabei.«
»Es handelt sich nicht darum. Kennen Sie Gassin? Von wem ist das Kind seiner Tochter?«
Der Mann brach in Lachen aus.
»Aber das ist doch nicht ihr Kind!«
»Sind Sie sicher?«
»Der alte Gassin hat es eines schönen Tages mitgebracht. Er ist seit fünfzehn Jahren Witwer. Er muß das Kind von irgendeiner Frau aus dem Norden haben, die eine Kneipe oder so etwas hat.«
»Und seine Tochter hat nie ein Kind gehabt?«
»Aline? Haben Sie sie sich nicht angesehen? Übrigens, gehen Sie behutsam mit ihr um. Sie ist anders als alle anderen.«
Vorübergehende streiften sie. Die beiden Männer standen in der prallen Sonne, die Maigret im Nacken brannte.

»Es sind brave Leute. Gassin trinkt zwar etwas zuviel, aber man darf nicht glauben, daß er immer so ist wie heute. Die Geschichte von vorgestern hat ihn tief getroffen. Heute morgen glaubte er, Sie würden ihn sich vorknöpfen.«
Der große junge Mann lächelte immer noch, tippte an den Schirm seiner Mütze und ging davon. Auch Maigret mußte zum Mittagessen gehen. Rings um ihn war es

stiller geworden. Die Schrotmühle war verstummt. Der Verkehr war weniger stark, und man hätte meinen können, die Schleuse arbeite nur noch im Zeitlupentempo.

Er würde natürlich wiederkommen. Zweifellos würde er mehrere Tage in dieser kleinen Welt verbringen müssen, deren eigenes Leben er erst zu ahnen begann. War Gassin an Bord zurückgekehrt? Aß er an dem Tisch in der Kabine, auf dem eine rosageblümte Decke lag?

Bei den Ducraus zankte man sich gewiß, und die spanischen Weintrauben reichten auch nicht aus, den Vater wieder in gute Laune zu versetzen.

Maigret ging in die Kneipe zurück, ohne eigentlich zu wissen, warum. Es war kein Gast mehr da. Der Wirt und seine Frau, eine recht hübsche kleine Brünette, die nicht die Zeit gehabt hatte, sich richtig anzuziehen, aßen Ragout in der Nähe der Theke, und der Rotwein funkelte in den Glasbechern.

»Ach, da sind Sie ja wieder«, rief Fernand und wischte sich den Mund ab.

Er gehörte bereits dazu. Er hatte nicht einmal zu sagen brauchen, wer er war.

»Sie haben doch die Kleine hoffentlich nicht gequält? Wieder ein Bier? Irma, hol frisches Bier.«

Er blickte hinaus, nicht zum Hafen hin, sondern zu der Kneipe gegenüber.

»Der arme Gassin wird davon noch krank werden. Es ist ja auch kein Spaß, nachts ins Wasser zu fallen und plötzlich zu fühlen, daß einen jemand hinunterzieht.«

»Ist er auf sein Schiff zurückgekehrt?«

»Nein. Er ist dort drüben.«

Und der Wirt deutete auf die andere Kneipe, wo man unter anderen Gästen Gassin völlig betrunken gestikulieren sah.

»Er geht so von einem Lokal ins andere.«

»Es sieht fast so aus, als ob er weinte.«

»Ja, er weint. Er ist seit heute früh jetzt mindestens bei seinem fünfzehnten Aperitif, ohne all den Rum mitzuzählen, den er getrunken hat.«

Die Wirtin brachte eiskaltes Bier, das Maigret in kleinen Schlucken trank.

»Hat seine Tochter keine Liebesabenteuer gehabt?«

»Aline? Nie im Leben!«

Fernand sagte das, als ob der Gedanke, Aline könnte ein Liebesabenteuer gehabt haben, das Lächerlichste von der Welt wäre. Trotzdem hatte Maigret gesehen, daß sie das Kind nährte, das ihre oder ein fremdes. Sie war also eine junge Mutter, die, entsetzt über seine väterliche Geste, sich in der hinteren Kajüte eingeschlossen hatte.

Es machte ihn traurig, wenn er an den Alten dachte, der völlig betrunken in sein Glas hineinweinte, und an das Baby in seiner Wiege.

»Sind sie viel unterwegs?«

»Das ganze Jahr.«

»Haben sie keinen Gehilfen?«

»Sie sind allein. Aline steuert wie ein Mann.«

Maigret hatte sie gesehen, die Kanäle im Norden mit den geraden grünen Ufern, mit den Pappeln, die das Wasser umsäumen, den hier und dort verstreuten Schleusen, den verrosteten Kurbeln, den kleinen Häusern mit den Stockrosen davor und den durch die Pfützen watschelnden Enten.

Er sah das ›Goldene Vlies‹ vor sich, wie es Stunde für Stunde, Tag für Tag sich seinen Weg durch das Wasser bahnte bis zu irgendeinem Entladequai, sah Aline am Steuer, das Baby in seiner Wiege, die sicherlich auf Deck neben dem Steuerrad stand, und den Alten an Land hinter seinen Pferden hergehen.

Ein alter Säufer, eine Verrückte und ein Säugling ...

VIERTES KAPITEL

Als Maigret am nächsten Morgen um sechs aus der Straßenbahn der Linie 13 stieg und auf die Schleuse zuging, stand Emil Ducrau schon auf dem Entladequai, eine Schiffermütze auf dem Kopf und einen dicken Stock in der Hand.

Auch an diesem Frühlingsmorgen lag etwas Heiteres in der Pariser Luft. Manche Dinge, manche Menschen, die Milchflaschen vor den Türen, die Milchhändlerin in weißer Schürze hinter ihrer Theke, der Lastwagen, der auf dem Rückweg von den Markthallen seine letzten Kohlblätter verstreute, waren sozusagen Symbole des Friedens und der Lebensfreude.

Galt nicht das gleiche für ein Fenster in dem hohen Hause, dessen Fassade die Sonne vergoldete, und für das Mädchen der Ducraus, die ihre Staubtücher ausschüttelte? Hinter ihr sah man im Halbdunkel des Salons Madame Ducrau mit einem Tuch um den Kopf hin und her gehen.

Im zweiten Stock war das Fenster noch geschlossen, und man konnte sich das Bett der molligen Geliebten, die, von der Sonne beschienen, mit verschränkten Armen schlief, vorstellen.

Für Ducrau hatte die Tagesarbeit schon begonnen, und er rief dem Steuermann eines Schiffes, das eben aus der Schleuse in die Seine fuhr, noch etwas zu. Er hatte Maigret gesehen und zog eine dicke goldene Uhr aus seiner Tasche.

»Ich habe mich nicht getäuscht. Sie sind wie ich.«

Sollte das nicht heißen, daß auch der Kommissar zu dem Menschenschlag gehörte, der früh aufsteht, um den anderen ihre Arbeit anzuweisen?

»Gestatten Sie einen Augenblick?«

Er war so breit, daß er fast viereckig wirkte. Allerdings trug er wohl einen Verband um den Oberkörper. Trotzdem war er äußerst munter, und Maigret sah ihn von der Schleusenmauer auf Deck eines Kahns springen, der sich einen Meter tiefer befand.

»Tag, Maurice. Bist du dem Adler IV hinter Chalifert begegnet? Haben sie die Schienen bekommen?«

Er hörte kaum hin. Sobald man ihm das Notwendige geantwortet hatte, dankte er mit einem Brummen und wandte sich einem anderen Kahn zu.

»Wie war das übrigens mit dem Unfall unter der Brücke von Revin?«

Aline, die auf Deck des ›Goldenen Vlies‹ in der Nähe des Steuerrads saß, mahlte Kaffee und blickte dabei verträumt vor sich hin. Kaum hatte Maigret sie bemerkt, da stand Ducrau, eine kurze Pfeife zwischen den Zähnen, vor ihm.

»Verstehen Sie es allmählich?«

Die Bewegung seines Kinns ließ deutlich erkennen, daß er von dem Gewimmel im Hafen und an der Schleuse sprach und nicht von dem Überfall. Er war viel aufgeräumter als am Tage zuvor, hatte weniger Hintergedanken.

»Das ist hier sozusagen ein Knotenpunkt. Da drüben, das ist die Seine. Dies ist der Marnekanal, und dahinten, das ist die Marne, die dort nicht schiffbar ist. Dann kommt die obere Seine. Auf der oberen Seine erreicht man Burgund, die Loire, Lyon, Marseille. Le Havre und Rouen beherrschen die untere Seine. Zwei Gesellschaften teilen sich in den Verkehr: die ›Générale‹ und die ›Companie des Canaux du Centre‹. Aber von dieser Schleuse an und bis nach Belgien, Holland und ins Saargebiet ist Ducrau der Herr!«

Er hatte blaue Augen, und sein Teint wirkte in der aufgehenden Sonne, die die Landschaft mit einem leichten Rosa übergoß, heller als sonst.

»All die Häuser rings um das meine gehören mir. Auch die Kneipen und das Tanzlokal. Ebenso die drei Kräne dort und die Schrotmühle. Und die Werften jenseits des Steges.«

Er trank, er sog seine Freude ein.

»Es heißt, es stelle einen Wert von vierzig Millionen dar«, bemerkte Maigret.

»Sie sind ganz gut informiert. Legen Sie nur noch fünf Millionen zu. Haben Ihre Inspektoren gestern etwas erfahren?«

Auch über diesen Satz war er entzückt. Tatsächlich hatte Maigret drei Inspektoren beauftragt, in Charenton und anderswo Auskünfte über Ducrau, seine Familie und alle in das Drama verwickelten Personen einzuziehen.

Das Ergebnis war mager. Im Bordell von Charenton hatte man bestätigt, daß der Reeder am Abend des Überfalls dort gewesen war. Er kam oft dorthin, spendierte den Frauen zu trinken, neckte sie, erzählte Geschichten und ging meist wieder fort, ohne mehr zu verlangen.

Von seinem Sohn Jean wußten die Bewohner des Viertels fast nichts. Er besuchte die Universität und ging wenig aus. Er wirkte wie ein junger Mann aus guter Familie und hatte eine zarte Gesundheit.

»Übrigens«, sagte Maigret, auf das ›Goldene Vlies‹ deutend, »auf jenem Kahn dort ist Ihr Sohn, glaube ich, drei Monate lang gewesen.«

Ducrau zuckte nicht zusammen, wurde aber vielleicht ein wenig ernster.

»Ja, das stimmt.«

»Sollte er sich von einer Krankheit erholen?«

»Er war überarbeitet. Der Arzt hatte ihm Ruhe und frische Luft verordnet. Das ›Goldene Vlies‹ machte eine Fahrt ins Elsaß.«

Aline ging mit ihrer Kaffeemühle in die Kajüte zurück, und Ducrau entfernte sich einen Augenblick, um dem Mechaniker des Krans Anweisungen zu geben.

Über die Tochter und den Schwiegersohn hatte man nur banale Auskünfte bekommen. Hauptmann Decharme war der Sohn eines Buchhalters. Das Ehepaar bewohnte ein hübsches neues Haus am Rande von Versailles, und jeden Morgen brachte ein Bursche das Pferd des Offiziers, und ein anderer besorgte den Haushalt.

»Fahren Sie nach Paris zurück?« fragte Ducrau, als er wiederkam. »Wenn Sie Lust haben, mich zu begleiten, ich mache jeden Morgen meinen Spaziergang an der Seine entlang.«

Er warf einen Blick auf sein Haus. Die Mansardenfenster im sechsten Stock waren noch nicht geöffnet und auch die Vorhänge noch nicht aufgezogen. Die Straßenbahnen waren dicht besetzt, und kleine mit Gemüse beladene Karren kamen von Paris zum Markt. »Kann ich mich auf dich verlassen?« rief Ducrau dem Schleusenmeister zu.

»Selbstverständlich, Chef.«

Und der Reeder blinzelte Maigret zu, um das Wort ›Chef‹ zu unterstreichen, mit dem ihn sogar ein Beamter angeredet hatte.

Sie gingen jetzt beide an der Seine entlang, wo Schiffszüge zusammengestellt wurden, auf der ganzen Breite des Flusses wendeten und, von den Schrauben getrieben, dann stromaufwärts oder stromabwärts fuhren.

»Wissen Sie, womit ich mein Vermögen verdient habe? Mit der Idee, daß meine Schlepper für mich arbeiten könnten, wenn sie feierten. Dann habe ich Kalksteinbrüche und Sandgruben gekauft und darauf alles, was sich mir bot, selbst Ziegeleien, wenn sie nur am Wasser lagen!«

Im Vorbeigehen drückte er einem Schiffer die Hand, der nur murmelte:

»Tag, Mimil.«

Haufen von Fässern lagen im Hafen von Bercy, und man sah die Gittertore der Weinstadt.

»Aller Champagner, den die dort haben, wird von mir heranbefördert.

Sag mal, Pierrot, stimmt das, daß Muriers Kasten in Chateau-Thierry gegen einen Brückenpfeiler gefahren ist?«

»Ja, das stimmt, Chef.«

»Wenn du ihn siehst, sag ihm, das geschähe ihm recht.« Er ging lachend weiter. Auf der anderen Seite des Flusses ragten die rechteckigen Betonblöcke der Lagerhäuser auf, und zwei Frachter, der eine aus London, der andere aus Amsterdam, brachten einen Hauch vom Meer nach Paris.

»Ohne indiskret sein zu wollen, wie gedenken Sie Ihre Untersuchung weiterzuführen?«

Es war jetzt an Maigret, zu lächeln, denn der Spaziergang hatte zweifellos kein anderes Ziel als diese Frage. Ducrau verstand es. Er spürte, daß sein Begleiter seinen Gedanken erriet, und er lächelte seinerseits, als wollte er seiner eigenen Einfalt spotten.

»So wie jetzt«, erwiderte der Kommissar und gab sich noch mehr den Anschein, wie ein sorgloser Spaziergänger dahinzuschlendern.

Vielleicht vierhundert Schritte gingen sie stumm weiter, wobei sie wie gebannt auf den Pont d'Austerlitz blickten, dessen Eisengerüst in einem wahren Feuerwerk aufragte, in dem man in Rot und Blau getaucht die Architektur von Notre-Dame erriet.

»Hör mal, Vachet, dein Bruder kann bei Lazicourt nicht weiter. Er läßt dir sagen, daß die Taufe verschoben ist.«

Und Ducrau setzte seinen Weg mit regelmäßigen Schritten fort.

Nach einem Seitenblick zu Maigret hin fragte er mit der Brutalität eines Mannes, der sich absichtlich daneben benimmt:

»Was verdient eigentlich jemand wie Sie?«

»Nicht viel.«

»Sechzigtausend?«

»Viel weniger.«

Ducrau runzelte die Brauen und blickte von neuem seinen Begleiter an, diesmal aber mit ebensoviel Bewunderung wie Neugier.

»Was halten Sie von meiner Frau? Finden Sie, daß ich sie unglücklich mache?«

»Oh, nein. Bei jedem anderen würde es nicht anders sein. Sie ist einer der Menschen, die immer vergrämt sind und sich in den Schatten stellen, ganz gleich, welches ihr Los ist.«

Maigret hätte sich für diese Bemerkung loben können, denn Ducrau war über sie verblüfft.

»Sie ist trübsinnig, dumm und vulgär«, seufzte er. »Wie ihre Mutter, die ich in einem der kleinen Nachbarhäuser untergebracht habe und die ihr Leben lang geheult hat! Sehen Sie mal, die Schrotmühle da gehört mir auch. Und sie ist die stärkste des Pariser Hafens. Welche Spur verfolgen Sie eigentlich?«

»Jede.«

Die Morgenluft roch nach Wasser und Teer. Ein paarmal mußten sie um einen Kran herumgehen oder warten, bis der Weg zwischen zwei Lastwagen frei war.

»Sind Sie an Bord des ›Goldenen Vlies‹ gewesen?«

Ducrau hatte viel länger gezögert als bei den anderen Fragen, und er tat dann so, als ob er das Manövrieren eines Schleppzuges mit großem Interesse verfolgte. Die Frage war obendrein überflüssig, da er Maigret von seinem Fenster aus auf den Kahn hatte gehen sehen. Darum antwortete der Kommissar nur:

»Es ist eine seltsame kleine Mutter.«

Die Wirkung dieser Worte war erstaunlich. Ducrau blieb jäh stehen, und mit seinen kurzen Beinen und dem geschwollenen Nacken wirkte er wie ein Stier, der zustoßen will.

»Wer hat Ihnen das gesagt?«

»Das brauchte man mir nicht erst zu sagen.«

»Nun und?« Er runzelte die Stirn und hielt die Hände auf dem Rücken.

»Nun, weiter nichts.«

»Was hat sie Ihnen erzählt?«

»Daß Sie sie besuchen wollten.«

»Ist das alles?«

»Daß sie sich geweigert habe, Ihnen zu öffnen. Hatten Sie mir nicht versichert, der alte Gassin sei Ihr guter Kamerad? Es scheint mir aber, Monsieur Ducrau...«

Ducrau brauste auf:

»Dummkopf! Wenn ich Sie nicht festgehalten hätte, hätten Sie das Faß zwischen die Beine bekommen.« Und den Mann, der die Fässer rollte, brüllte er an:

»Kannst du nicht aufpassen, Idiot?«

Zugleich klopfte er seine Pfeife aus.

»Ich wette, Sie haben sich in den Kopf gesetzt, das Kind sei von mir. Gestehen Sie es. Ich habe ja nun einmal den Ruf eines Schürzenjägers! Aber, mein lieber Kommissar, diesmal täuschen Sie sich.«

Er sagte das ohne jede Erregung. Es hatte sich in ihm eine sichtbare Wandlung vollzogen. Man spürte, daß er nicht mehr so hart, nicht mehr so selbstsicher war. Er hatte den Stolz des Besitzers verloren, der jemanden durch sein Reich führt.

»Haben Sie Kinder?« fragte er mit dem Seitenblick, den Maigret allmählich kannte.

»Ich habe nur ein kleines Mädchen gehabt, und das ist gestorben.«

»Ich habe welche! Einen Augenblick! Ich will Sie erst gar nicht bitten, mir zu versprechen, daß Sie darüber schweigen, denn wenn Sie auch nur ein Wort sagen würden, käme Ihnen das teuer zu stehen. Ich habe erstens die beiden, die Sie kennen, die Tochter, die genauso eine Heulsuse ist wie ihre Mutter, und dann den Jungen. Über ihn bin ich mir noch nicht klar, aber ich kann mir nicht vorstellen, daß etwas aus ihm wird. Haben Sie ihn kennengelernt? Nein? Er ist nett, schüchtern, gut erzogen, liebevoll und kränklich. Aber ich habe noch eine weitere Tochter. Sie haben eben von Gassin gesprochen. Das ist ein gutmütiger Trottel. Trotzdem hat er eine erstaunliche Frau gehabt, und ich habe mit ihr geschlafen. Er weiß nichts davon. Wenn er es erführe, wäre er zu allem fähig, denn jedesmal, wenn er nach Paris kommt, bringt er Blumen zum Friedhof. Nach sechzehn Jahren!«

Sie hatten den Pont des Tournelles überquert und kamen auf die Ile Saint Louis, auf der ein geradezu provinzieller Friede herrschte.

Ein Mann mit Schiffermütze kam aus einem Lokal und lief hinter Ducrau her. Maigret stellte sich etwas abseits, während sie ein paar Worte wechselten, und er sah dabei unaufhörlich das Bild einer Aline vor sich, die unwirklicher war denn je. Schon vorhin hatte er sich ausgemalt, wie das ›Goldene Vlies‹ durch leuchtende Kanäle glitt, mit dem blonden Mädchen am Steuer, dem Alten hinter seinen Pferden hergehend und dem in einer Hängematte auf Deck oder gar auf dem heißen, nach Harz riechenden Boden liegenden jungen Mann, der sich überarbeitet hatte und sich nun hier erholen wollte.

»Also Sonntag in acht Tagen«, rief Ducraus Stimme hinter ihm.

Und zu Maigret gewandt fügte er hinzu:

»Es handelt sich um ein kleines Fest, das in Nogent für einen meiner Männer veranstaltet wird, der seit dreißig Jahren auf dem gleichen Schiff Dienst tut.« Es war heiß. Sie gingen schon länger als eine Stunde. Geschäftsleute nahmen die Läden vor den Schaufenstern fort, und Stenotypistinnen, die sich verspätet hatten, eilten über die Gehsteige.

Ducrau schwieg. Er wartete vielleicht darauf, daß Maigret das Gespräch an dem Punkt wieder aufnehmen würde, wo sie es unterbrochen hatten, aber der Kommissar schien zu träumen.

»Entschuldigen Sie, daß ich Sie so weit mitgeschleppt habe. Kennen Sie das ›Henri IV.‹ auf dem Pont Neuf? Es ist ganz in der Nähe der Kriminalpolizei, aber ich wette, daß es Ihnen noch nie aufgefallen ist. Es ist nämlich ein ganz besonderes Lokal. Wir treffen uns dort alle Tage zu fünft oder sechst, manchmal auch zu mehreren. Es ist eine Art Schiffsbörse.«

»Ist Aline immer verrückt gewesen?«

»Sie ist nicht verrückt. Entweder haben Sie sie sich nicht richtig angesehen, oder Sie kennen sich darin nicht aus. Sie ist nur ein wenig in der Entwicklung zurück. Ja, der Arzt hat es mir genau erklärt. Mit ihren neunzehn Jahren ist sie geistig noch wie eine Zehnjährige, aber sie kann die verlorene Zeit noch einholen. Man hat sogar gehofft, daß sie durch ihre Niederkunft...«

Er hatte das Wort sehr leise und schamhaft ausgesprochen. »Weiß sie, daß Sie ihr Vater sind?«

Er zuckte zusammen und wurde dunkelrot.

»Um Gottes willen, sagen Sie ihr das nie. Erstens würde sie es nicht glauben, und zweitens darf Gassin um keinen Preis – hören Sie, um keinen Preis! – etwas davon ahnen!«

Zu dieser Stunde betrank sich der alte Schiffer gewiß in einer der beiden Kneipen.

»Glauben Sie, daß er keinen Verdacht geschöpft hat?«
»Ich bin dessen sicher.«
»Und sonst jemand?«
»Außer mir weiß niemand etwas davon.«
»Bleibt das ›Goldene Vlies‹ darum, wenn es entladen oder geladen wird, länger als die anderen Schiffe vor Anker?«

Es war so klar, daß Ducrau die Schultern zuckte und sich dann sein Ton und seine Miene veränderten.

»Eine Zigarre? Sprechen wir bitte nicht mehr davon.«
»Und wenn das die Ursache des Dramas wäre?«
»Nie und nimmer!«

Er sagte das kategorisch, fast drohend.

»Kommen Sie mit mir herein. Ich habe dort nur ein paar Minuten zu tun.«

Sie betraten das ›Henri IV.‹, wo die an der Theke lehnenden Gäste einfache Schiffer waren. Aber es gab noch ein Separatzimmer, und dort drückte Ducrau einigen Gästen die Hand, ohne ihnen Maigret vorzustellen.

»Stimmt es, daß jemand die Kohlen von Charleroi für zweiundfünfzig Francs nehmen will?«
»Ein Belgier, der drei Motorschiffe hat.«
»Kellner, einen Schoppen Weißwein. Trinken Sie auch Weißwein?«

Maigret nickte und rauchte seine Pfeife, wobei er das Kommen und Gehen auf dem Pont Neuf beobachtete und der Unterhaltung kaum zuhörte.

Es dauerte einige Zeit, bis ihm klar wurde, daß ein ungewöhnlicher Lärm die Luft erfüllte, und noch länger, bis er merkte, daß es die Sirene eines Schiffs war. Sie pfiff nicht nur zwei- oder dreimal, wie das beim Passieren der Brücken üblich ist, sondern stieß ein so langes Heulen aus, daß Passanten, die darüber ebenso erstaunt waren wie der Kommissar, stehenblieben.

Der Wirt des Lokals hob als erster den Kopf. Zwei Schiffer folgten ihm an die Tür, vor die sich Maigret gestellt hatte.

Ein Kahn mit Dieselmotor, der den Fluß herunterkam, verlangsamte vor dem Brückenbogen seine Fahrtgeschwindigkeit. Die Sirene heulte immer noch, und während die Frau das Steuerruder ergriff, sprang ein Mann in das Boot und ruderte auf das Ufer zu.

»Das ist François«, sagte ein Schiffer.

Sie gingen alle zum Quai, wo sie oberhalb der Steinmauer standen, als das Boot anlegte. Die Frau hatte Mühe, das lange Schiff so zu steuern, daß es sich nicht quer zum Fluß stellte.

»Ist der Chef da?«

»Er ist im Lokal.«

»Man muß ihm schonend beibringen, daß sein Sohn ...«

»Wie?«

»Man hat ihn eben tot aufgefunden. Er scheint sich ...« Ein unheimlicher Griff mit der Hand nach der Kehle. Der Mann brauchte nichts weiter zu sagen. Übrigens pfiff ein die Seine heraufkommender Schlepper, weil das Boot ihm im Weg stand, und der Schiffer beeilte sich, mit seinem Kahn wieder abzustoßen. Einige Leute, die auf der Brücke stehengeblieben waren, gingen wieder weiter, aber auf dem Quai standen drei Männer und blickten sich verlegen und entsetzt an. Sie wurden noch verlegener, als Ducrau auf der Schwelle des ›Henri IV.‹ erschien, von wo er zu erraten versuchte, was vorging.

»Ist es für mich?«

Er war so daran gewöhnt, daß es für ihn war! War er

nicht einer der fünf oder sechs, die die Welt des Wassers beherrschten? Maigret überließ den anderen gern das Wort, die zögerten, sich mit den Ellbogen anstießen, bis schließlich einer von ihnen schlotternd stammelte:
»Chef, Sie müssen sofort nach Hause. Es ist . . .«
Ducrau blickte Maigret mit gerunzelten Brauen an.
»Was ist?«
»Bei Ihnen zu Hause . . .«
»Nun, was ist bei mir zu Hause?«
Er wurde wütend, er schien sie alle zu verdächtigen, etwas verbrochen zu haben.
»Monsieur Jean . . .«
»Sprich schon, Idiot!«
»Er ist tot.«
Ducrau blickte so starr um sich, daß man hätte glauben können, er habe es nicht verstanden. Seine Brust blähte sich, aber es kam nur ein Grinsen heraus.
»Das ist nicht wahr«, sagte er, und zugleich stiegen ihm Tränen in die Augen.
»François, der auf der Fahrt stromabwärts ist, hat angehalten, um zu sagen . . .«
Er war gewaltig, dieser kleine Mann, und so breit, so kräftig, daß niemand gewagt hätte, ihm Mitleid zu bekunden. Dennoch sah er Maigret todtraurig an, schnüffelte und sagte zu den Männern, mit denen er eben noch am Tisch gesessen hatte:
»Ich mache das Geschäft zu achtundvierzig.«
Aber während er das sagte und Maigret zum Zeugen seiner Härte machte, zeigte sich auf seinem Gesicht ein kläglicher Stolz. Er streckte den Arm aus, um ein rotes Taxi anzuhalten. Er forderte den Kommissar erst gar nicht auf, mit ihm einzusteigen, weil er das für ganz selbstverständlich hielt und ebenso selbstverständlich auch, daß er gar nichts sagte.
»Zur Schleuse von Charenton.«

Sie fuhren den gleichen Weg, den sie erst vor einer Stunde in umgekehrter Richtung zu Fuß zurückgelegt hatten. Er warf einen Blick auf die Schiffe, aber ohne sie zu sehen, und man war schon in Bercy, als es aus ihm heraussprudelte:

»Schmutziger kleiner Kretin!«

Die letzte Silbe verschluckte ein Schluchzen, das Ducrau in die Kehle gestiegen war und das dort blieb, bis sie vor seinem Hause anlangten.

Der Hafen hatte sich verändert. Die Leute hatten den Chef hinter den Scheiben des Taxis erkannt. Der Schleusenmeister ließ seine Kurbel los, um seine Mütze zu ziehen. Auf dem Quai standen Arbeiter. Ein Meister wartete vor der Haustür.

»Hast du die Schrotmühle abgestellt?«

»Ich glaube . . .«

Ducrau ging als erster die Treppe hinauf. Maigret folgte ihm. Sie hörten oben Stimmen und Schritte. Im ersten Stock öffnete sich eine Tür, und Jeanne Ducrau warf sich ihrem Mann an den Hals. Sie war völlig gebrochen. Er richtete sie auf, suchte eine Stütze für sie und legte sie wie ein Paket in die Arme einer dicken Nachbarin, die schnüffelte.

Er stieg die Treppe weiter hinauf. Seltsamerweise drehte er sich um, um sich davon zu überzeugen, daß Maigret noch da war. Zwischen dem dritten und vierten Stock begegnete man dem Polizeikommissar, der herunterkam und, den Hut in der Hand, begann:

»Monsieur Ducrau, mein herzliches . . .«

»Scheiße.«

Er schob ihn zur Seite und stieg weiter die Treppe hinauf.

»Herr Kommissar, ich . . .«

»Nachher«, murmelte Maigret.

»Er hat einen Brief hinterlassen, den . . .«

»Geben Sie her!«

Er ergriff ihn und steckte ihn in seine Tasche. Angesichts dieses Mannes, der da keuchend hinaufstieg und dann vor einer Tür mit Messingknauf stehenblieb, die man ihm sofort öffnete, war jetzt alles andere gleichgültig.

Es war ein Mansardenzimmer. Das Licht fiel von oben herein, und in den Sonnenstrahlen tanzten Staubkörnchen. Ein Tisch mit Büchern und ein mit dem gleichen roten Samt bezogener Sessel wie der unten standen darin.

Der Arzt unterschrieb an dem Tisch etwas, und er kam zu spät, um den Reeder daran zu hindern, das Laken herunterzureißen, mit dem die Leiche seines Sohnes zugedeckt war.

Niemand sagte ein Wort. Ducrau starrte auf das trostlose Bild, das sich ihm darbot und für das es keine Erklärung gab. Es war wirklich unerklärlich und trostlos: dieser große, schlanke junge Mann, der dort tot lag und dessen weiße Brust in dem Ausschnitt des blauweißgestreiften Pyjamas sichtbar war. Um den Hals zog sich ein breiter blauer Ring. Die Züge waren verzerrt und verkrampft.

Ducrau trat näher heran, vielleicht um den Toten zu küssen, aber er tat es nicht. Es war, als fürchtete er sich davor. Er wandte die Augen ab, blickte suchend zur Decke und dann zur Tür.

»An der Luke«, sagte der Arzt leise.

Er hatte sich im Morgengrauen erhängt, und das Mädchen seiner Eltern, die ihm immer sein Frühstück brachte, hatte ihn entdeckt.

Im gleichen Augenblick bewies Ducrau eine geradezu unheimliche Geistesgegenwart. Er wandte sich nämlich an Maigret und sagte:

»Den Brief!«

Er hatte also während dieses furchtbaren Erklimmens der Treppe alles gesehen und alles gehört.

Der Kommissar zog den Brief aus der Tasche, und Ducrau riß ihn ihm aus den Händen, las ihn mit einem Blick und ließ dann die Arme müde herunterfallen.

»Daß man so dumm sein kann!«

Das war alles. Aber es war genau das, was er dachte.

Es kam aus der Tiefe seines Herzens, und es war erschütternder als lange Sätze.

»Aber lesen Sie doch.«

Er ließ jetzt seinen Zorn an Maigret aus, der nicht schnell genug den auf den Boden gefallenen Brief aufhob.

Ich habe meinen Vater überfallen, und ich richte mich. Ich bitte alle um Verzeihung. Mama soll nicht verzweifelt sein.   *Jean*

Zum zweitenmal wurde Ducrau von einem Lachen geschüttelt.

»Können Sie sich so etwas vorstellen?«

Er hatte nicht protestiert, als der Arzt die Leiche wieder zugedeckt hatte, und er wußte nicht, ob er hierbleiben, hinuntergehen, sich setzen oder auf und ab gehen sollte.

»Das ist nicht wahr!« sagte er.

Schließlich legte er seine Hand auf Maigrets Schulter, eine große schwere, müde Hand.

»Ich habe Durst!«

Seine Wangen waren rotblau, der Schweiß lief ihm von der Stirn, und die Haare klebten an den Schläfen. Es roch auch tatsächlich in der Mansarde stark nach Äther, den man für eine ohnmächtig gewordene Frau gebraucht hatte.

FÜNFTES KAPITEL

Als Maigret am nächsten Tage kurz vor neun Uhr ins Büro kam, meldete ihm der Bürodiener, daß er schon am Telefon verlangt worden sei.

»Der Betreffende hat keinen Namen genannt, wird aber noch einmal anrufen.«

Auf dem Haufen Post lag ein Zettel:

»Der Gehilfe des Schleusenmeisters ist heute morgen am Schleusentor erhängt aufgefunden worden.«

Maigret hatte gar nicht die Zeit, sich über diese Nachricht zu verwundern, denn das Telefon läutete. Er nahm mürrisch den Hörer ab und war ziemlich überrascht, als er die Stimme, die am anderen Ende der Leitung ehrerbietig und sogar fast schüchtern sprach, erkannte.

»Hallo! Sind Sie's, Herr Kommissar? Hier Ducrau. Wäre es Ihnen möglich, sofort zu mir zu kommen? Ich würde mich gern zu Ihnen bemühen, aber das wäre nicht das gleiche. Hallo! Ich bin nicht in Charenton. Ich bin im Büro. Quai des Célestins 33. Kommen Sie? Danke.«

Seit zehn Tagen nun schon schien die Sonne. An der Seine spürte man mehr als anderswo den Frühling, und als Maigret zum Quai des Célestins kam, sah er voller Neid einen Studenten und ein paar alte Herren in den staubigen Kästen der Bouquinisten stöbern.

Das schon alte Haus Nr. 33 hatte zwei Stockwerke, und an der Tür hingen mehrere Messingschilder. Im Inneren herrschte die typische Atmosphäre einer Villa, die man in ein Bürohaus verwandelt hat. An den Türen stand: Kasse – Sekretariat usw. Am Ende der Treppe, die zum ersten Stock hinaufführte, erschien Ducrau, während Maigret noch nach jemandem ausspähte, der ihm Auskunft geben konnte.

»Kommen Sie bitte hier herein.«

Er empfing den Besucher in einem Salon, der jetzt sein Büro war, aber seine Stuckdecke, seine Spiegel mit Goldrahmen und die ganze altmodische Vergangenheit bewahrt hatte, die so gar nicht zu den Möbeln aus hellem Holz paßte.

»Haben Sie die Messingschilder gelesen?« fragte Ducrau, auf einen Stuhl deutend. »Unten befindet sich die Gesellschaft der Marne-Kalksteinbrüche, hier sind die Büros der Frachtabteilung und im zweiten Stock die der Flußschiffahrt, das heißt, das alles ist Ducrau!« Aber er sagte das ohne Stolz, als ob diese Auskünfte keine Bedeutung mehr hätten. Er hatte sich mit dem Rücken zum Fenster gesetzt, und Maigret bemerkte, daß er einen Trauerflor an seiner Jacke aus grobem, blauem Tuch trug. Er war nicht rasiert, und seine Haut wirkte dadurch schlaffer.

Er sagte eine Weile nichts, spielte mit seiner ausgegangenen Pfeife, und in diesem Augenblick wurde Maigret klar, daß es zwei Ducraus gab, den, der sogar sich selbst gegenüber paradierte, laut sprach, sich unablässig theatralisch blähte, und den anderen, der plötzlich vergaß, sich selbst zu bewundern und nur ein ziemlich scheuer und unbeholfener Mensch war.

Aber es fiel ihm gewiß schwer, dieser Ducrau zu sein. Es war für ihn eine Notwendigkeit, sich über die einfache Wirklichkeit zu erheben, und schon hatten seine Augen dieses Funkeln, das ein neues Sich-in-Szene-Setzen ankündigte.

»Ich komme so selten wie möglich hierher, denn es gibt genug Nieten, die die Arbeit hier tun können, aber heute morgen wußte ich nicht, wohin ich flüchten sollte.« Er ärgerte sich über Maigrets Schweigen und Passivität, denn um seine Rolle zu spielen, brauchte er jemanden, der ihm die Stichworte gab.

»Wissen Sie, wo ich die letzte Nacht verbracht habe? In einem Hotel in der Rue de Rivoli! Denn zu Hause lassen natürlich alle den Kopf hängen, meine Frau, ihre alte Mutter, meine Tochter, ihr idiotischer Mann, und obendrein auch noch die Nachbarn! Sie veranstalten einen wahren Trauerkarneval, und da habe ich lieber das Feld geräumt.«

Er sagte das ganz ernst, freute sich aber dennoch diebisch über das Wort Karneval.

»Ich bin überall herumgelaufen, weil mich alles anekelte. Überfällt Sie nie dieser Ekel?«

Und ohne Übergang ergriff er eine schon mehrere Tage alte Zeitung, die auf dem Tisch lag, stand auf, stellte sich neben Maigret, hielt ihm das Blatt hin und deutete mit dem Finger auf eine Notiz.

»Haben Sie das schon gelesen?«

Wir erfahren soeben, daß Kommissar Maigret von der Kriminalpolizei, obwohl er die Altersgrenze noch längst nicht erreicht hat, um seine Pensionierung nachgesucht hat. Er wird seinen Posten schon in der nächsten Woche verlassen, und sein Nachfolger wird wahrscheinlich Kommissar Ledent.

»Na und?« sagte Maigret.

»Wie viele Tage sind das noch? Sechs, nicht wahr?«

Er setzte sich nicht wieder. Er brauchte Bewegung. Er ging auf und ab, wobei er die Finger in den Ausschnitt seiner Weste steckte.

»Ich habe Sie gestern gefragt, wie hoch Ihr Gehalt ist. Erinnern Sie sich? Nun, heute möchte ich Ihnen folgendes sagen: Ich kenne Sie besser, als Sie glauben. Schon von nächster Woche an zahle ich Ihnen hunderttausend Francs jährlich, wenn Sie bei mir eintreten! Warten Sie, bevor Sie antworten.«

Mit einer ungeduldigen Bewegung öffnete er eine Tür und winkte den Kommissar zu sich heran. In einem hellen Büro saß ein Mann, der schon etwas kahlköpfig war, obwohl er nicht viel älter als dreißig sein konnte, mit einer langen Zigarettenspitze im Mund, vor einem Aktenstapel, während eine Stenotypistin auf sein Diktat wartete.

»Der Direktor der Frachtabteilung«, sagte Ducrau, und der Mann erhob sich hastig.

»Lassen Sie sich nicht stören, Monsieur Jaspar«, fügte der Reeder hinzu. Er betonte das Wort »Monsieur«. »Sagen Sie mir nur noch einmal, was Sie jeden Abend tun, denn Sie sind doch Meister in irgend etwas, wenn ich mich recht erinnere.«

»In Kreuzworträtseln.«

»Ach ja! Richtig! Hören Sie, Herr Kommissar? Monsieur Jaspar, der mit zweiunddreißig Jahren Direktor der Frachtabteilung ist, ist Meister in Kreuzworträtseln.« Er hatte das langsam und deutlich gesagt, und dann schlug er die Tür laut zu, stellte sich vor Maigret und sah ihm in die Augen.

»Haben Sie sich diesen Gimpel angesehen? Unten und im zweiten Stock gibt es noch mehr von der Sorte. Alle sind gut angezogen, sind anständig und das, was man arbeitsam nennt. Und jetzt fragt sich Monsieur Jaspar gewiß beklommen, was er getan hat, um mir zu mißfallen. Die Stenotypistin wird den Zwischenfall im ganzen Hause erzählen, und zehn Tage lang werden sie daran lutschen wie an einem Bonbon. Weil ich ihnen den Titel Direktor gebe, bilden sie sich bieder ein, sie leiteten etwas! Eine Zigarre?«

Auf dem Kamin stand eine Kiste mit Havannazigarren, aber der Kommissar stopfte sich lieber seine Pfeife.

»Ihnen biete ich keinen Titel an. Sie haben ja allmählich eine Vorstellung von meinem Geschäft bekommen. Der Fracht- und Schiffsverkehr, die Kalksteinbrüche und das übrige. Aber das übrige läßt sich noch nach Belieben erweitern. Ich werde in allen Abteilungen bekanntgeben, daß man Sie in Frieden läßt. Sie kommen und gehen, wann Sie wollen, stecken Ihre Nase überall hinein.«

Wieder einmal sah Maigret ein paar Sekunden lang die langen von Bäumen umsäumten Kanäle vor sich, die Frauen in schwarzen Strohhüten und die kleinen Karren, die von den Kalksteinbrüchen zu den Kähnen fuhren. Ducrau hatte auf einen Klingelknopf gedrückt, und gleich darauf kam eine Stenotypistin mit ihrem Block in der Hand herein.

»Schreiben Sie:

Zwischen den Unterzeichneten, Emil Ducrau und Maigret ... Vorname? ... und Maigret (Joseph), ist folgendes vereinbart worden: Am 18. März tritt Joseph Maigret in den Dienst der ...«

Er blickte Maigret an, runzelte die Brauen und sagte zu der Sekretärin:

»Sie können verschwinden.«

Dann ging er wieder im Zimmer auf und ab, diesmal die Hände auf dem Rücken, und warf hin und wieder dem Kommissar einen beunruhigten Blick zu. Aber Maigret hatte nichts gesagt.

»Nun?« murmelte Ducrau schließlich.

»Nein.«

»Hundertfünfzigtausend? Nein, darum geht es nicht.« Er öffnete das Fenster, und die Geräusche der Stadt drangen herein. Es war heiß. Er warf seine Zigarre hinaus.

»Warum verlassen Sie die Polizei?«

Maigret lächelte und rauchte weiter seine Pfeife.

»Gestehen Sie, daß Sie nicht der Mann sind, der es ohne Arbeit aushält.«

Er wurde wütend, fühlte sich gedemütigt, und dennoch waren die Blicke, die er Maigret zuwarf, voller Respekt und Wohlwollen.

»Es geht auch nicht um das Geld.«

Da sagte Maigret leise:

»Es sind vielleicht dieselben Gründe wie die Ihren.«

»Gibt es bei Ihnen auch solche Gimpel?«

»Das habe ich nicht gesagt!«

Maigret war guter Laune oder vielmehr, er war ganz er selbst. Er fühlte sich in Schwung.

Ducrau war noch nicht bereit, den Rückzug anzutreten, aber er war seiner Sache nicht mehr so sicher, und man merkte ihm an, wie angestrengt er nachdachte. »Ich wette, Sie glauben Ihre Pflicht zu tun«, brummte er boshaft.

Und mit neuer Energie fügte er hinzu:

»Es sieht natürlich so aus, als ob ich Sie kaufen wollte. Aber wenn ich Ihnen nun die Frage in acht Tagen stellte?«

Maigret schüttelte den Kopf, und Ducrau hätte ihn gern, zornig und liebevoll zugleich, geschüttelt. Das Telefon läutete.

»Ja, ich bin's. Na und? Das Beerdigungsinstitut? Ich pfeife aufs Beerdigungsinstitut! Wenn man mich noch weiter belästigt, komme ich nicht zur Beerdigung.« Er wurde aber trotzdem leichenblaß.

»Was für ein lächerliches Getue«, seufzte er, nachdem er den Hörer aufgelegt hatte. »Sie sitzen alle um den Kleinen herum, der sie hinauswerfen würde, wenn er es könnte. Kein Mensch würde erraten, wo ich heute nacht war. Wenn ich es sagte, würde man mich für ein Ungeheuer halten. Und dennoch habe ich mich in einem Bordell endlich wie ein Schloßhund ausheulen können, inmitten all der Weiber, die glaubten, ich sei betrunken und meine Brieftasche erleichterten.«

Er brauchte nicht mehr auf und ab zu gehen. Es war

vorüber. Er setzte sich, rieb sich den Kopf und stemmte die Ellbogen auf den Schreibtisch. Er versuchte, den Faden seiner Gedanken wiederzufinden, und obwohl er Maigret anblickte, schien er ihn nicht zu sehen. Der Kommissar gewährte ihm noch eine kurze Frist, dann murmelte er: »Wissen Sie, daß man in Charenton noch jemanden erhängt aufgefunden hat?«

Ducrau hob seine schweren Lider und wartete auf das Weitere.

»Ein Mann, den Sie kennen müssen, denn es ist einer der Gehilfen des Schleusenmeisters.«

»Bébert?«

»Ich weiß nicht, ob er Bébert heißt, aber man hat ihn heute morgen am Schleusentor aufgehängt gefunden.«

Ducrau seufzte wie erschöpft.

»Haben Sie nichts dazu zu sagen?«

Der Reeder zuckte die Achseln.

»Man wird Sie vielleicht auffordern, genau zu sagen, wo Sie die Nacht verbracht haben.«

Diesmal huschte ein Lächeln über Ducraus Lippen, der schon etwas sagen wollte, sich aber in der letzten Sekunde eines anderen besann und von neuem die Schultern zuckte.

»Haben Sie mir wirklich nichts zu sagen?«

»Welchen Tag haben wir heute?«

»Donnerstag.«

»An welchem Tag in der nächsten Woche quittieren Sie Ihren Dienst?«

»Am Mittwoch.«

»Noch eine Frage: Wenn Ihre Untersuchung bis dahin noch nicht beendet sein sollte, was wird dann geschehen?«

»Ich werde die Akte einem Kollegen übergeben, und er wird dann die Untersuchung fortführen.«

Ducrau lächelte von neuem, und mit einer fast kindlichen Freude flüsterte er: »Ein Gimpel?«

Maigret mußte ebenfalls lächeln.

»Es gibt nicht nur Gimpel.«

Diese unvermutete Heiterkeit sollte bei beiden noch eine Weile anhalten. Schließlich erhob sich Ducrau und streckte Maigret seine große Pratze hin.

»Auf Wiedersehen, Herr Kommissar. Ich werde Sie bestimmt noch einmal sehen.«

Maigret drückte ihm die Hand und blickte ihm fest in seine hellen Augen, aber es gelang ihm nicht, Ducraus Lächeln zu verscheuchen. »Auf Wiedersehen.«

Ducrau geleitete ihn zum Treppenabsatz und beugte sich sogar über das Geländer. Als Maigret wieder auf dem in der Sonne brütenden Quai stand, spürte er, daß der Reeder ihm vom Fenster aus noch immer nachsah. Und während er auf die Straßenbahn wartete, verging ihm das Lächeln.

Es war ein Einfall der Concierge, die es gut gemeint hatte: alle Mieter des Hauses hatten zum Zeichen der Trauer ihre Jalousien heruntergelassen. Und alle im Hafen liegenden Schiffe hatten halbmast geflaggt, was dem Kanal ein düsteres Aussehen gab.

Überall strichen Neugierige herum, vor allem auf der Mauer der Schleuse, und fragten schließlich verlegen jemanden, wobei sie auf einen der Haken deuteten:

»War es dort?«

Die Leiche war schon ins Gerichtsmedizinische Institut gebracht worden, ein langer knochiger Körper, den die Schiffer von der Marne seit langem kannten.

Bébert, von dem man nicht wußte, woher er gekommen war und der keine Angehörigen hatte, hauste auf einem Baggerboot der Brücken- und Wegeverwaltung, das seit zehn Jahren in einer Ecke des Hafens verrostete. Er fing die Taue der anlegenden Schiffe auf, öffnete und schloß die Schleusentore, verrichtete alle möglichen kleinen Dienste und strich Trinkgelder ein. Der Schleusenmeister ging in seinem Reich mit einer bedeutenden Miene herum, denn an diesem Morgen hatten ihn drei Journalisten befragt, und einer von ihnen hatte ihn sogar fotografiert.

Nachdem Maigret aus der Straßenbahn gestiegen war, ging er in die Kneipe Fernands, in der mehr Leute waren als sonst. Man flüsterte. Die ihn kannten, sagten den anderen, wer er war. Der Wirt begrüßte ihn wie einen alten Bekannten und sagte:

»Ein gut gekühltes Bier?«

Mit einem Blick deutete er in die entgegengesetzte Ecke des Raums. Dort saß ganz allein der alte Gassin, knurrig wie ein kranker Hund, und die Ränder um seine Augen waren röter denn je. Er hielt Maigrets Blick stand, wandte die Augen nicht ab, sondern schnitt im Gegenteil eine Grimasse, mit der er seinen Ekel ausdrücken wollte.

Der Kommissar trank indessen einen großen Schluck Bier, wischte sich die Lippen ab und stopfte sich eine neue Pfeife. Im Rahmen des Fensters hinter Gassin sah er die dicht nebeneinanderliegenden Schiffe und war ein wenig enttäuscht, Aline nicht zu sehen.

Der Wirt beugte sich noch etwas tiefer, tat so, als ob er den Tisch abwischen wollte, und murmelte:

»Sie sollten etwas für ihn tun. Er ist gar nicht mehr bei klarem Bewußtsein. Auf den Papierfetzen, die dort auf dem Boden liegen, steht der Befehl, am Quai des Tournelles zu entladen. Sie sehen, was er damit gemacht hat.«

Der Alte wußte sehr genau, daß man über ihn sprach, erhob sich auf schwankenden Beinen, kam auf Maigret zu, blickte ihn herausfordernd an und ging dann weiter, wobei er den Wirt mit dem Ellbogen zur Seite stieß.

An der Tür zögerte er. Einen Augenblick sah es so aus, als würde er auf den Fahrdamm laufen, ohne den gerade herankommenden Autobus zu sehen. Aber er torkelte auf die gegenüberliegende Kneipe zu, während alle Gäste sich anblickten.

»Was sagen Sie dazu, Herr Kommissar?« sagte jemand. »Dabei ist der alte Gassin der anständigste Mensch der Welt. Aber er scheint über die Geschichte neulich nachts noch nicht hinweggekommen zu sein, und ich frage mich allmählich, ob er sich überhaupt davon erholen wird. Was sagen Sie zu Bébert? Eine Serie, was?«

Sie waren herzlich und vertraut. Sie nahmen das Ereignis nicht tragisch, aber sie lachten dennoch ein wenig nervös.

Maigret nickte und antwortete mit einem Lächeln und Brummen: »Stimmt's, daß der Chef nicht zur Beerdigung kommen will?«

Die Nachricht war also schon bis in die Kneipe gelangt. Erst vor einer Stunde hatte das Telefongespräch stattgefunden.

»Er hat doch einen Dickschädel. Er weiß, was er will! Wissen Sie, daß man Bébert gestern im Kino Gallia gesehen hat? Man kann ihn also erst hinterher überfallen haben, als er wieder auf sein Baggerboot zurückkehrte.«

»Ich war auch im Kino«, sagte ein anderer.

»Hast du ihn gesehen?«

»Ich habe ihn nicht gesehen, aber ich war dort.«

»Dann ist es doch ganz uninteressant.«

»Ich will eben nur sagen, daß ich dort war.«

Maigret stand lächelnd auf, zahlte und winkte der Runde mit der Hand. Er hatte zwei Inspektoren beauftragt, alle Hinweise genau zu prüfen, und jenseits des Wassers konnte er einen von ihnen sehen, Lucas, der auf dem Baggerboot hin und her ging.

Er ging an dem Hause der Ducraus vorüber. Seit dem Morgen, ja vielleicht seit dem Abend zuvor, stand das Auto der Decharmes am Bordstein. Er hätte hineingehen können, aber wozu? Er konnte sich so gut vorstellen, was Ducrau ihren »Karneval« nannte.

Er schlenderte weiter, er wußte nichts, er überlegte nicht, aber er spürte, daß etwas Gestalt annahm und daß man nicht voreilig sein durfte.

Er hörte, daß man ein Taxi rief, und drehte sich um. Es war die Concierge, und ein paar Augenblicke später stieg ein dickes Mädchen mit roten Augen und in einem schwarzseidenen Kleid nervös ein, während die Concierge Gepäck auf die Rückbank stellte.

Es war bestimmt Rose. Mußte man da nicht lächeln? Und erst recht, als die Concierge, die Maigret auf sich zukommen sah, eine höhnische Miene aufsetzte.

»Ist das die Dame aus dem zweiten Stock?«

»Und Sie, wer sind Sie?«

»Der Kommissar von der Kriminalpolizei.«

»Nun, dann wissen Sie es ja so gut wie ich.«

»Hat der Schwiegersohn von ihr verlangt, daß sie abreist?«

»Nun, ich bin es nicht, und das geht sie allein an!«

Es war so sonnenklar! Die trauernde Familie dort oben tuschelte stundenlang, um sich darüber klarzuwerden, ob es anständig war oder nicht, dieses Geschöpf unter so feierlichen Umständen im Hause zu lassen. Und der Hauptmann war zweifellos als Abgesandter des Familienrats zu ihr geschickt worden, um ihr dessen Entscheidung zu übermitteln.

Zufällig blieb Maigret vor dem auf einem großen

blauen Blechschild in weißen Buchstaben prangenden Wort ›Ball‹ stehen.

Um die ein wenig zurückliegende Tür rankten sich Kletterpflanzen, die dem Häuschen etwas Anheimelndes gaben. Im Inneren war es im Gegensatz zu der Hitze draußen dämmrig und kühl. Die Metallverzierungen des elektrischen Klaviers funkelten wie Gold. Ein paar Tische und Bänke standen in dem Raum, dann kam eine leere Fläche, und an einer Wand hing eine bemalte Leinwand, die gewiß einmal als Theaterkulisse gedient hatte.

»Wer ist da?« rief eine Stimme von der Treppe herunter.

»Ein Gast.«

Gleich darauf erschien eine Frau in Pantoffeln und Morgenrock und murmelte:

»Ach, Sie sind's.«

Wie ganz Charenton kannte auch sie Maigret bereits. Sie mußte einmal hübsch gewesen sein. Durch das Leben in diesem Treibhaus war sie ein wenig dick und aufgeschwemmt, aber dennoch hatte sie durch ihre Lässigkeit und Heiterkeit noch einen gewissen Charme.

»Wollen Sie etwas trinken?«

»Gießen Sie uns beiden irgendeinen Aperitif ein.«

Sie trank einen Enzian. Sie hatte eine besondere Art, beide Ellbogen dicht nebeneinander auf den Tisch zu stemmen, wobei ihre zusammengedrückten Brüste aus dem Morgenrock hervorlugten.

»Ich habe schon geahnt, daß Sie kommen würden. Auf Ihr Wohl!«

Sie hatte keine Angst. Die Polizei beeindruckte sie nicht.

»Ist das wahr, was man erzählt?«

»Worüber?«

»Über Bébert. Ach, ich habe schon zuviel gesagt. Na,

hilft nichts. Außerdem ist es auch gar nicht sicher. Es heißt, der alte Gassin ... habe ihn überfallen. Er spricht jedenfalls darüber, als ob er es wüßte. Noch einen?«

»Und Ducrau?«

»Was ist mit Ducrau?«

»War er nicht gestern hier?«

»Er kommt oft, um mir Gesellschaft zu leisten. Wir sind alte Freunde, obwohl er jetzt ein reicher Mann ist. Er ist nicht stolz. Er sitzt immer da, wo Sie jetzt sitzen. Wir trinken beide einen Schnaps, und hin und wieder bittet er mich, fünf Sous in das Klavier zu stecken.«

»War er gestern hier?«

»Ja. Tanz ist nur am Samstag und Sonntag, manchmal auch am Montag. An den anderen Tagen schließe ich aus alter Gewohnheit nicht, aber ich bin dann sozusagen ganz allein. Als mein Mann noch lebte, war das anders, denn da hatten wir noch Restaurationsbetrieb.«

»Wann ist er gegangen?«

»Lassen Sie sich sagen, da irren Sie sich. Ich kenne ihn. Schon als er nur seinen kleinen Schlepper besaß, ist er zärtlich zu mir gewesen, aber nie, ich weiß nicht warum, hat er versucht, mit mir zu schlafen. Dennoch tut er das so oft ... Sie wissen das ebensogut wie ich. Gestern war er traurig ...«

»Hat er getrunken?«

»Zwei oder drei Schnäpse, aber das macht ihm nichts. Er sagte zu mir:

›Wenn du wüßtest, Marthe, wie diese Gimpel mich anwidern. Ich glaube, ich werde mich wohl die ganze Nacht in den Freudenhäusern herumtreiben. Wenn ich denke, daß sie da alle um den Kleinen herumhocken ...‹«

Maigret lächelte diesmal nicht, als er wieder das berühmte Gimpel hörte. Er ließ seine Augen über die armselige Einrichtung, die Tische, die Bänke, die bemalte Leinwand schweifen und blickte dann die brave Frau an, die in kleinen Schlucken ihren zweiten Enzian austrank.

»Wissen Sie nicht, wann er gegangen ist?«

»Vielleicht war es Mitternacht, vielleicht auch etwas früher. Gestehen Sie, es ist doch ein Elend, so viel Geld zu haben und nicht glücklich zu sein!«

Auch über diese Bemerkung konnte Maigret nicht lächeln.

SECHSTES KAPITEL

»Das Seltsamste ist«, schloß Maigret, »ich bin davon überzeugt, daß die Geschichte ganz einfach ist.«

Er war bei dem Leiter der Kriminalpolizei, und in allen anderen Büros war zu dieser Zeit schon niemand mehr. Eine purpurne Sonne ging über Paris unter, und der Pont Neuf spannte sich über eine rot, blau und gelb schillernde Seine. Die beiden Männer standen an einem Fenster, blickten auf die flanierenden Passanten und ließen sich dadurch in ihrem Gespräch immer wieder ablenken.

»Was Ducrau betrifft...«

Das Telefon läutete. Der Chef nahm den Hörer ab.

»Guten Tag, Madame Maigret. Geht es Ihnen gut? Ich gebe ihn Ihnen.«

Madame Maigret war ein wenig erregt.

»Du hast vergessen, mich anzurufen. Doch, wir hatten vereinbart, daß du mich um vier Uhr anrufen solltest. Die Möbel sind schon dort, und ich muß hinfahren. Kannst du gleich kommen?«

Bevor Maigret sich verabschiedete, sagte er zum Chef:

»Ach, ich hatte meinen Umzug ganz vergessen. Der Möbelwagen ist gestern abgegangen, und meine Frau muß die Möbel an ihrem Bestimmungsort in Empfang nehmen.«

Der Leiter der Kriminalpolizei zuckte die Schultern, und Maigret, der das bemerkte, blieb auf der Schwelle stehen.

»Was wollen Sie damit sagen, Chef?«

»Daß Sie es wie die anderen machen werden. Das heißt, noch ehe ein Jahr um ist, werden Sie wieder eine Stellung annehmen, aber dann bei einer Bank oder einer Versicherungsgesellschaft.«

In dem Büro, in dem es schon zu dämmern begann, war an diesem Abend eine leise Melancholie zu spüren, die die beiden Männer nicht wahrhaben wollten.

»Ich schwöre Ihnen, ich werde das nicht tun.«

»Bis morgen. Aber gehen Sie vorsichtig mit Ducrau um, denn er hat bestimmt zwei oder drei Abgeordnete an der Hand.«

Maigret nahm ein Taxi und kam wenige Minuten später in seiner Wohnung am Boulevard Edgar Quinet an. Seine Frau war sehr beschäftigt. Zwei Zimmer waren schon leer, und in den anderen türmten sich Pakete auf den Möbeln. Irgend etwas bruzzelte, aber nicht auf dem Herd, der schon nicht mehr da war, sondern auf einem Spirituskocher.

»Kannst du wirklich nicht mit mir kommen? Du könntest doch mit dem Abendzug zurückfahren. Ich weiß ja gar nicht, wie ich die Möbel stellen soll.«

Das war nicht nur unmöglich, sondern Maigret hatte auch keine Lust dazu. Es war ein merkwürdiges Gefühl, in diese ausgeräumte Wohnung zurückzukommen, die sie jetzt für immer verlassen würden, aber noch seltsamer war der Anblick mancher Sachen, die seine Frau mitnehmen wollte, und das, was sie sagte, während sie hin und her eilte, kam ihm sonderbar vor.

»Hast du die Klappstühle gesehen, die inzwischen geliefert worden sind? Wie spät ist es auf deiner Uhr? Madame Bigaud hat wegen der Möbel angerufen. Das Wetter ist herrlich, und die Kirschbäume stehen in voller Blüte. Die Ziege, von der sie uns gesprochen hatte, ist nicht verkäuflich, aber wenn sie im nächsten Jahre Junge hat, wird ihr Besitzer uns eins davon geben.«

Maigret, der lächelnd nickte, war mit seinen Gedanken woanders.

»Iß schon«, rief Madame Maigret aus dem Nebenzimmer.

»Ich habe keinen Hunger.«

Er hatte auch keinen, dennoch zwang er sich zum Essen. Dann mußte er die vielen Koffer und Pakete – es waren sogar Gartengeräte darunter – hinuntertragen. Sie füllten ein ganzes Taxi.

»Gare d'Orsay.«

Er küßte seine Frau, ehe sie in den Zug stieg, und um elf Uhr war er allein am Ufer der Seine, unzufrieden mit etwas oder jemandem.

Ein Stück weiter, am Quai des Célestins, kam er an Ducraus Büros vorüber. Es brannte nirgends Licht. Die schrägen Strahlen einer Gaslaterne ließen die Messingschilder auffunkeln, und auf dem Fluß lagen viele schlafende Schiffe.

Warum hatte der Chef ihm das gesagt? Es war idiotisch. Maigret sehnte sich wirklich nach dem Lande, nach Ruhe und Lektüre. Er war müde.

Und dennoch vermochte er nicht seine Frau in Gedanken auf ihrer Reise zu begleiten. Er versuchte sich zu erinnern, was sie ihm von der Ziege und anderen

Dingen gesagt hatte. Aber in Wirklichkeit fragte er sich, während er auf das Lichtergewimmel am anderen Ufer blickte:

»Wo mag Ducrau zu dieser Stunde sein? Ob er trotz seines Horrors vor dem ›Karneval‹ wieder zu Hause ist? Ißt er in einem großen Restaurant oder in einer Chauffeurkneipe zu Abend? Geht er wieder von einem Bordell zum anderen, mit dem Trauerflor am Ärmel?«

Von Jean Ducrau wußte man nichts, gar nichts. Es gibt solche Menschen, über die die Leute nichts zu sagen haben. Zwei Inspektoren hatten sich im Quartier Latin, auf der Universität, in Charenton nach ihm erkundigt.

Ein netter junger Mann, etwas verschlossen, nicht sehr gesund. Man wußte von keinem Laster, keiner Leidenschaft bei ihm. Man wußte nicht, womit er seine Abende verbrachte.

»Er scheint immer zu Hause geblieben zu sein, um zu arbeiten, denn durch seine Krankheit hatte er viel nachzuholen.«

Kein Familienleben. Keine Kameraden. Keine kleine Freundin. Und eines schönen Morgens erhängte er sich und beschuldigte sich, seinem Vater nach dem Leben getrachtet zu haben.

Dennoch hatte er diese drei Monate mit Aline auf dem ›Goldenen Vlies‹ verbracht.

Jean . . . Aline . . . Gassin . . . Ducrau . . .

Maigret sah die Gittertore von Bercy und dann rechts die Schornsteine der Fabrik für elektrische Geräte. Straßenbahnen überholten ihn. Ein paarmal blieb er ohne Grund stehen und ging dann wieder weiter.

Dort unten erwarteten ihn die Schleuse Nr. 1, das hohe Haus, der Kahn, die beiden Kneipen, das kleine Tanzlokal, eine ganze Welt ineinander verwickelter Schicksale, die er zu entwirren versuchte.

Es war seine letzte Affäre. Die Möbel waren schon

in dem kleinen Haus am Ufer der Loire eingetroffen. Er hatte seine Frau beim Abschied nur flüchtig geküßt. Er hatte die Pakete und Koffer verstimmt getragen, er hatte nicht einmal gewartet, bis der Zug abfuhr.

Warum hatte der Chef ihm das gesagt?

Und plötzlich entschloß sich Maigret, in die Straßenbahn zu steigen, statt ziellos die Quais weiter hinunterzuschlendern.

Durch den Mond, der die kleinsten Winkel erleuchtete, wirkte alles nur noch leerer. Die Kneipe links war schon geschlossen, und in der Fernands spielten drei Männer mit dem Wirt Karten.

Als Maigret draußen vorüberging, hörten sie von innen das Geräusch seiner Schritte, und Fernand hob den Kopf und erkannte den Kommissar gewiß, denn er öffnete ihm die Tür.

»Zu dieser Stunde sind Sie noch hier? Gibt's denn wenigstens was Neues?«

»Nichts Neues.«

»Wollen Sie nicht etwas trinken?«

»Nein, danke.«

»Aber warum denn nicht? Wir können uns doch ein bißchen unterhalten.«

Maigret ging mit dem Gefühl hinein, eine Dummheit zu begehen. Die Spieler warteten, ihre Karten in der Hand. Der Wirt goß Maigret und sich einen Kognak ein.

»Auf Ihr Wohl!«

»Spielst du, oder spielst du nicht?«

»Ich komme ja schon. Gestatten Sie, Herr Kommissar?«

Maigret, der stehenblieb, witterte etwas Ungewöhnliches.

»Wollen Sie sich nicht setzen? Ich steche!«

Maigret blickte hinaus, sah aber nichts als die sich im Mondschein abzeichnenden Umrisse der Häuser und Schiffe.

»Merkwürdig, nicht wahr, die Geschichte mit Bébert?«

»Spiel! Du kannst dich nachher unterhalten.«

»Wieviel schulde ich Ihnen?« fragte Maigret.

»Das geht auf meine Rechnung.«

»Nein.«

»Doch. Eine Sekunde noch. Das Spiel ist gleich zu Ende. Belote!«

Er warf die Karten hin und ging zur Theke.

»Was trinken Sie? Das gleiche? Und ihr, Kinder?«

In der Luft, in den Stimmen, in der ganzen Haltung der Männer verbarg sich etwas, vor allem bei dem Wirt, der sich krampfhaft bemühte, das Gespräch in Gang zu halten.

»Wissen Sie, daß Gassin immer noch so betrunken ist? Es ist die reinste Novene! Ein großes Glas, Henry? Und du?«

Auf dem schlafenden Quai war nur noch das Lokal wach. Maigret, der versuchte, das Drinnen und Draußen zugleich zu beobachten, ging zur Tür.

»Übrigens, Herr Kommissar, ich wollte Ihnen sagen...«

»Was?« brummte er, sich umdrehend.

»Warten Sie. Es ist mir entfallen. So was Dummes. Was nehmen Sie?«

Das klang so unecht, daß die anderen ihn verlegen anblickten. Fernand spürte es selber, und seine Wangen wurden röter.

»Was ist los?« fragte Maigret.

»Wie meinen Sie das?«

Er hatte die Tür geöffnet und betrachtete die auf dem Kanal dicht nebeneinanderliegenden Schiffe.

»Warum versuchen Sie mich festzuhalten?«

»Ich? Ich schwöre Ihnen ...«

Da entdeckte der Kommissar endlich in der dunklen Masse der Schiffsrümpfe und Masten einen winzigen Lichtpunkt. Ohne sich die Mühe zu machen, die Tür zu schließen, überquerte er den Quai und blieb dann vor dem Steg des ›Goldenen Vlies‹ stehen.

Zwei Meter von ihm entfernt stand ein Mann, den er beinahe nicht gesehen hätte.

»Was machen Sie hier?«

»Ich warte auf meinen Fahrgast.«

Und als Maigret sich umdrehte, sah er ein Stück weiter ein Taxi stehen, dessen Scheinwerfer ausgeschaltet waren.

Der schmale Steg knarrte unter dem Gewicht des Kommissars. Hinter den Glasscheiben der Tür brannte ein schwaches Licht, und er öffnete die Tür ohne Zögern und begann die Stufen hinunterzugehen.

»Darf man eintreten?«

Man spürte Leben. Maigret blickte in eine durch eine Petroleumlampe erleuchtete Kajüte. Das Bett war für die Nacht aufgedeckt. Auf der Wachstuchdecke des Tisches standen eine Flasche und zwei Gläser.

Und zwei Männer saßen stumm und gespannt einander gegenüber: der alte Gassin, dessen kleine Augen drohend funkelten, und Emil Ducrau, der die Ellbogen auf den Tisch gestemmt und seine Mütze in den Nacken geschoben hatte.

»Treten Sie ein, Herr Kommissar. Ich habe mir schon gedacht, daß Sie kommen würden.«

Er gab nicht an. Er war weder verlegen noch überrascht. Aus der Petroleumlampe stiegen heiße Schwaden auf, und es war so still, daß man hätte schwören mögen, die beiden Männer hätten vor Maigrets Erscheinen schweigend und reglos dagesessen. Die Tür der zweiten Kajüte war verriegelt. Schlief Aline? Lauschte sie, ohne sich zu rühren, im Dunkeln?

»Ist mein Chauffeur noch da?«

Ducrau bemühte sich, aus seiner Erstarrung zu erwachen.

»Trinken Sie gern holländischen Schnaps?«

Er holte ein Glas aus dem Büfett, füllte es mit einer farblosen Flüssigkeit und wollte sein eigenes Glas ergreifen. Aber in diesem Augenblick fegte Gassin mit einer ungestümen Handbewegung über den Tisch, und Flasche und Gläser rollten auf den Boden. Wie durch ein Wunder zerbrach die Flasche nicht, sondern verlor nur ihren Korken, und man hörte ein glucksendes Geräusch.

Ducrau war nicht zusammengezuckt. War er vielleicht darauf gefaßt gewesen? Gassin dagegen, der nicht weit von einem Tobsuchtsanfall entfernt war, atmete schwer, ballte die Fäuste und schob den Oberkörper vor.

In der Nachbarkajüte bewegte sich jemand. Der Chauffeur ging immer noch auf dem Quai auf und ab. Gassin blieb noch einen Augenblick in der gleichen Haltung sitzen, sank dann, den Kopf zwischen den Händen, in seinen Stuhl zurück und schluchzte.

Ducrau deutete auf die Treppe, klopfte im Vorbeigehen dem Alten auf die Schulter, und er und Maigret stiegen auf Deck, wo sie die frische Luft tief einsogen. Der Chauffeur lief auf seinen Wagen zu. Ducrau legte seine Hand auf den Arm des Kommissars und sagte: »Ich habe alles getan, was ich konnte. Fahren Sie nach Paris zurück?«

Sie erklommen die Stufen der Steintreppe, und das Auto, dessen Tür schon offenstand, erwartete sie mit laufendem Motor. Hinter den Scheiben der Kneipe bemerkte der Kommissar die Silhouette Fernands, der dem Wagen nachblickte.

»Haben Sie Anweisungen gegeben, daß man Sie nicht stört?«

»Wem?«

Maigret machte eine Bewegung mit der Hand, die Ducrau sofort verstand: »Hat er so getan?«

Ducrau lächelte geschmeichelt und zufrieden.

»Brave Idioten«, murmelte er. »Steigen Sie ein! Geradeaus, Chauffeur, ins Stadtzentrum.«

Er setzte seine Mütze ab und fuhr sich mit der Hand durchs Haar.

»Haben Sie mich gesucht?«

Maigret antwortete nicht, und der andere erwartete übrigens auch keine Antwort.

»Haben Sie über das nachgedacht, was ich Ihnen heute morgen vorgeschlagen habe?«

Aber Ducrau erhoffte sich nichts. Vielleicht wäre er durch eine günstige Antwort sogar enttäuscht gewesen.

»Meine Frau ist heute abend abgereist, um unser Haus einzurichten.«

»Wo liegt es?«

»Zwischen Meung und Tours.«

Die Quais waren still und verlassen. Bis zur Rue Saint-Antoine begegnete man nur zwei Wagen. Der Chauffeur schob die Scheibe zur Seite.

»Wohin soll ich fahren?«

Und Ducrau sagte, als wolle er jemanden herausfordern:

»Setzen Sie mich vor dem Maxim ab.«

Dort stieg er tatsächlich aus. Der Page, der ihn kennen mußte, kam angestürzt.

»Kommen Sie einen Augenblick mit herein, Herr Kommissar?«

»Nein, danke.«

Ducrau verschwand so schnell in der Drehtür, daß sie sich nicht einmal mehr die Hand drücken und voneinander verabschieden konnten. Es war halb zwei. Der Page fragte Maigret:

»Taxi?«

Ja ... Nein ... Am Boulevard Edgar Quinet war niemand mehr, und das große Bett war bereits auf dem Land. Darum machte es Maigret wie Ducrau: Er übernachtete in einem Hotel am Ende der Rue Saint-Honoré. Seine Frau, die inzwischen in der neuen Heimat eingetroffen war, schlief zum erstenmal in ihrem eigenen Haus.

SIEBENTES KAPITEL

Ein langsames und monotones Stampfen von Füßen hallte noch hinten auf dem Friedhof, obwohl die Spitze des Zuges schon das Tor erreicht hatte. Der Kies knirschte unter den schweren Schritten, Staub wirbelte auf, und die dumpfe Wucht der dahinschreitenden Menge ließ die Hitze noch lastender erscheinen.

Emil Ducrau stand am offenen Tor des Friedhofs, ganz in Schwarz, mit blütenweißem Hemd, wischte sich mit seinem zerknüllten Taschentuch das Gesicht ab und drückte allen denen die Hand, die sich vor ihm verneigten. Man hätte nicht sagen können, an was er dachte. Er hatte nicht geweint und hatte sogar während der Trauerfeier unaufhörlich die Anwesenden betrachtet, als ginge ihn diese Beerdigung nichts an. Sein dünner, biederer Schwiegersohn hatte rote Augen. Die Gesichter der Frauen waren von Kreppschleiern verhüllt.

Der Zug hatte Charenton völlig verstopft. Hinter den beiden Blumen- und Kranzwagen marschierten Hunderte von blau gekleideten, sauber gewaschenen und gekämmten Schiffern mit der Mütze in der Hand.

Sie sprachen jetzt beim Verlassen des Friedhofs mit ein paar gestammelten Worten ihrem Chef ihr Beileid aus, und dann sah man sie sich verlegen zu Gruppen zusammenrotten und nach einem Lokal Ausschau halten. Sie hatten Schweißtropfen auf der Stirn und waren unter ihren dicken Köperjacken sicherlich klatschnaß.

Maigret stand gegenüber, vor dem Blumenstand, und überlegte, ob er noch bleiben sollte. Dicht neben ihm hielt ein Taxi. Einer seiner Inspektoren stieg aus und blickte suchend um sich.

»Hier, Lucas.«

»Hat sich nichts ereignet? Ich habe erfahren, daß der alte Gassin heute morgen um halb neun bei einem Waffenhändler unweit der Bastille einen Revolver gekauft hat.«

Man sah Gassin dort drüben, etwa fünfzig Meter von der Familie entfernt, in der Reihe der Kondolierenden stehen. Geduldig, mit trübem Blick, wartete er, ohne mit seinen Nachbarn zu sprechen, bis er drankam.

Maigret hatte ihn schon vorher bemerkt, denn es war das erstemal, daß er ihn im Sonntagsstaat, in weißem Hemd und neuem Anzug und mit sorgfältig gestutztem Schnurrbart sah. Hatte er endlich seine Trunkperiode hinter sich? Jedenfalls wirkte er viel würdiger und ruhiger. Er stieß keine unverständlichen Laute mehr aus, und der würdige Anblick, den er bot, war sogar ein wenig beunruhigend.

»Bist du sicher?«

»Ja. Er hat sich die Handhabung der Waffe erklären lassen.«

»Wenn er sich gleich ein Stück von dem Friedhof entfernt hat, wirst du ihn diskret festnehmen und zum Revier bringen, damit ich ihn dort vernehmen kann.«

Maigret überquerte eilig den Fahrdamm und stellte sich knapp drei Meter hinter Ducrau, der darüber verwundert war. Immer noch defilierten Leute mit gegerbter Gesichtshaut und von der Sonne gebleichtem Haar an ihm vorüber. Maigrets Blick begegnete dem Gassins, der näher kam, aber der Alte zeigte weder Überraschung noch Ärger.

Er war jetzt an der Reihe. Ohne etwas zu sagen, streckte er seine runzlige Hand aus und drückte die seines Chefs.

Das war alles. Schon ging er davon. Maigret beobachtete seinen Gang und konnte nicht sagen, ob er getrunken hatte oder nicht, denn manchmal vermögen sich gerade Betrunkene besonders zu beherrschen.

Der Inspektor wartete an der nächsten Straßenecke, und Maigret sah, wie sich die beiden Männer, einer hinter dem anderen, entfernten.

»Geh doch einmal in die Rue du Sentier in das Geschäft gegenüber dem Postamt und kaufe hundert Meter Gardinenschnur«, hatte Madame Maigret am Morgen am Telefon gesagt.

In Charenton begegnete man überall Schiffern, und bald würde man sie in ihrem Sonntagsstaat in allen Lokalen an den Quais, vom Kanal bis nach Auteuil, sitzen sehen. Wie mochte der alte Gassin auf die Verhaftung reagiert haben? Maigret hatte es vorgezogen, in entgegengesetzter Richtung zu gehen, und er wußte jetzt nicht, in welcher Straße er sich befand. Jemand rief ihn an.

»Herr Kommissar!«

Es war Ducrau, der nur noch zwei Schritte von ihm entfernt war. Er hatte sich gewiß von seiner trauernden Familie vorzeitig getrennt, um dem Kommissar nachzueilen.

»Was haben Sie mit dem alten Gassin vor?«
»Wie meinen Sie das?«

»Ich habe Sie vorhin beobachtet, als Sie mit Ihrem Inspektor gesprochen haben. Wird man ihn verhaften?«

»Es ist bereits geschehen.«

»Warum?«

Maigret fragte sich einen Augenblick, ob es besser sei, den Grund zu sagen oder nicht.

»Er hat heute morgen einen Revolver gekauft.«

Der Reeder sagte nichts, aber seine Augen wurden ganz klein und sein Blick hart.

»Ich nehme an, der ist für Sie«, fuhr der Kommissar fort.

»Das ist sehr gut möglich«, brummte Ducrau, schob die Hand in die Tasche und zog einen Browning heraus. Er lachte herausfordernd.

»Verhaften Sie mich jetzt auch?«

»Das lohnt nicht die Mühe. Man würde Sie gleich wieder freilassen müssen.«

»Und Gassin?«

»Gassin auch.«

Sie standen in einem Sonnenfleck auf dem Gehsteig in einer engen Straße, wo Hausfrauen ihre Besorgungen machten.

»Gassin wird mich nicht töten«, versicherte der Reeder.

»Warum nicht?«

»Eben darum nicht.«

Und den Ton wechselnd:

»Wollen Sie morgen bei mir auf dem Lande zu Mittag essen? Es ist in Samois.«

»Vielleicht. Jedenfalls schönen Dank für die Einladung.«

Er ließ ihn gehen, mit seinem Revolver und seinem steifen Kragen, der ihn drückte. Maigret war müde und es fiel ihm ein, daß er versprochen hatte, seine Frau anzurufen, um ihr zu sagen, ob er am Sonntag bei ihr sein würde. Aber er ging zunächst in das Polizeirevier. Hier war es wenigstens kühl. Der Kommissar war zum Mittagessen gegangen, und sein Sekretär empfing Maigret beflissen.

»Ihr Mann ist in der Zelle links. Ich habe hier den Inhalt seiner Taschen.«

Die Sachen lagen auf einer entfalteten Zeitung: der Revolver, ein billiger Trommelrevolver, dann eine Meerschaumpfeife, ein Tabakbeutel aus rotem Gummi, ein Taschentuch mit einer blauen Kante und schließlich eine rote weiche Brieftasche, die Maigret einen Augenblick in der Hand wog, bevor er sie öffnete.

Sie enthielt fast nichts. In einem Täschchen steckten die Papiere des ›Goldenen Vlies‹ und eine von den Schleusenmeistern unterschriebene Fahrtenliste. Außerdem befanden sich in der Brieftasche etwas Silbergeld und die Fotos einer Frau und eines Mannes.

Das Foto der Frau war mindestens zwanzig Jahre alt. Der schlechte Abzug war schon verblichen, aber die Züge einer jungen schlanken Frau mit einem verschleierten Lächeln, das an Alines Lächeln erinnerte, waren trotzdem noch zu erkennen.

Es war Gassins Frau, und wegen ihrer zarten Gesundheit und ihrer ungewollten Lässigkeit hatte die robuste Seemannswelt sie gewiß besonders vornehm gefunden. Auch Ducrau, der mit ihr geschlafen hatte. Hatte er das an Bord getan, während Gassin Kaffee trank, oder in irgendeinem häßlichen möblierten Zimmer?

Das andere Bild war das Jean Ducraus, den man soeben beerdigt hatte. Es war ein Amateurfoto. Der junge Mann stand in weißer Hose auf Deck des Kahns. Auf die Rückseite hatte er geschrieben:

»Meiner kleinen Freundin Aline, die es vielleicht

eines Tages wird lesen können, ihr großer Freund Jean.«

Auch tot! Erhängt!

»Nun ja«, sagte Maigret.

»Haben Sie etwas gefunden?«

»Tote«, sagte er und öffnete die Tür einer Zelle.

»Na, Vater Gassin?«

Der Alte, der auf der Bank saß, erhob sich, und Maigret runzelte die Brauen, als er die Schuhe ohne Senkel, den offenen Kragen ohne Krawatte sah. Er rief den Sekretär.

»Wer hat das getan?«

»Aber das wird doch immer...«

»Geben Sie ihm seine Schnürsenkel und seine Krawatte wieder.«

Denn so bot der Schiffer einen so erbärmlichen Anblick, daß dieses Verfahren wie eine Beleidigung oder eine Bosheit wirkte.

»Setzen Sie sich, Gassin. Hier haben Sie Ihre Sachen wieder, außer dem Revolver natürlich. Ist die Trunkperiode vorbei? Sind Sie wieder ganz klar?«

Er setzte sich ihm gegenüber, stemmte die Ellbogen auf die Knie, während der Alte sich bückte, um die Senkel wieder durch die Ösen zu ziehen.

»Sie müssen zugeben, daß ich Sie bis jetzt immer in Ruhe gelassen habe. Sie konnten sich frei bewegen und wie ein Loch saufen. Lassen Sie jetzt die Senkel. Sie können das nachher machen. Verstehen Sie?«

Gassin hob den Kopf, und Maigret merkte, daß er ihn vorher vielleicht nur gesenkt hatte, um ein seltsames Lächeln zu verbergen.

»Warum wollen Sie Ducrau töten?«

Schon war das Lächeln aus dem faltigen Gesicht des

Schiffers verschwunden, der sich Maigret zuwandte und ihn ruhig anblickte.

»Ich habe noch niemanden getötet.«

War es nicht das erstemal, daß er sprach? Er tat es bedächtig, sprach mit einer dumpfen Stimme, die seine natürliche Stimme zu sein schien.

»Ich weiß. Aber Sie wollen töten?«

»Ich werde vielleicht jemanden töten.«

»Ducrau?«

»Vielleicht ihn, vielleicht einen anderen.«

Er war nicht betrunken, daran bestand kein Zweifel. Aber er hatte dennoch getrunken, oder aber es waren die Nachwirkungen des übermäßigen Alkoholgenusses der letzten Tage. Sonst war er zänkisch gewesen, jetzt war er die Ruhe selbst.

»Warum haben Sie eine Waffe gekauft?«

»Warum sind Sie in Charenton?«

»Ich wüßte nicht, was das damit zu tun hat.«

»Doch, es hat etwas damit zu tun.«

Und da Maigret einen Augenblick schwieg, beeindruckt von der Fixigkeit, mit der Gassin auf den Kern der Sache zusteuerte, fuhr der Alte fort:

»Mit dem einzigen Unterschied, daß es Sie im Grunde nichts angeht.«

Er hob den zweiten Senkel auf, und sich von neuem bückend, begann er ihn in die Ösen einzuziehen. Man mußte die Ohren spitzen, damit einem kein Wort von dem entging, was er sagte, denn er brummelte in seinen Bart. Vielleicht lag ihm gar nichts daran, verstanden zu werden. Vielleicht war es ein letztes Säuferselbstgespräch.

»Vor zehn Jahren hat in Châlons der Kapitän der ›Cormoran‹ vor einem schönen Hause angehalten, in dem ein Doktor wohnte. Er hieß Louis. Nicht der Doktor, der Kapitän! Er war ganz wild vor Freude und

Ungeduld. Seine Frau, die dreißig Jahre war, sollte nämlich endlich ein Kind bekommen.«

Die Wände erzitterten hin und wieder, wenn eine Straßenbahn vorüberfuhr, und man hörte das Klingeln der Glocke eines Ladens in der Nähe, dessen Tür sich unablässig öffnete und wieder schloß.

»Schon seit acht Jahren hofften sie auf ein Kind. Louis war bereit, dafür alles zu geben, was er erspart hatte. Er geht also zu dem Doktor, einem kleinen Braunhaarigen mit Brille, den ich auch gekannt habe. Er erklärte ihm, er habe Angst, daß die Entbindung in einem Dorf schlecht ausgehen könnte und daß er darum lieber bis dahin in Châlons bleibe.«

Gassin richtete sich wieder auf, und durch das lange Sichbücken war ihm das Blut in den Kopf gestiegen. »Acht Tage vergehen. Der Doktor kommt jeden Abend. Schließlich beginnen um fünf Uhr nachmittags die Wehen. Louis hält es nicht in der Kajüte aus. Man sieht ihn auf Deck und auf dem Quai. Er klingelt bei dem Arzt. Fast gewaltsam schleppt er ihn aufs Schiff. Der Doktor schwört ihm, es wird alles gutgehen, sehr gut, es wird nichts passieren, und es genüge, wenn er ihn im letzten Augenblick hole.«

Gassin sagte das wie eine Litanei auf.

»Sie kennen die Stadt wohl nicht? Ich sehe das Haus vor mir, als wäre ich dort. Eine große neue Villa mit hohen Fenstern. An dem Abend waren sie alle erleuchtet, denn der Doktor gab ein Fest. Er war schön, parfümiert, hatte sich den Schnurrbart mit der Brennschere gekräuselt. Zweimal ist er herbeigeeilt gekommen, und sein Atem roch nach Burgunder und dann nach Likören.

›Ausgezeichnet, ausgezeichnet‹ sagte er. ›Bis nachher . . .‹

Er rannte im Laufschritt über den Quai. Man hörte das Grammophon.

Die Frau schrie, und Louis weinte in seiner Angst, ohne zu weinen. Was vor sich ging, erschreckte ihn. Eine alte Frau, deren Schiff ein Stück weiter vor Anker lag, schwor, das Kind werde schwer auf die Welt kommen.

Gegen Mitternacht hat Louis bei dem Doktor geläutet, und man hat ihm gesagt, er werde kommen.

Um halb eins läutet er wieder. Der Flur ist voller Musik.

Und Louis' Frau brüllt so laut, daß die Passanten auf dem Quai einen Augenblick stehenbleiben und dann schneller weitergehen.

Endlich brechen die Gäste auf. Der kleine Doktor kommt, nicht ganz betrunken, aber auch nicht ganz nüchtern. Er zieht seinen Rock aus und krempelt sich die Hemdsärmel hoch.

›Man wird vielleicht die Zange nehmen müssen ...‹

Sie haben es schon so eng, daß sie sich gegenseitig im Wege sind, und da redet der Doktor davon, das Kind mit der Zange zu holen.

›Aber das ist doch nicht möglich‹, schreit ihn Louis an.

›Wollen Sie, daß ich die Mutter rette?‹

Er ist todmüde, der Doktor. Er kann nicht mehr. Er blubbert. Als er sich eine Stunde später wieder aufrichtet, sieht Louis, daß seine Frau sich nicht mehr rührt ...«

Gassin blickte Maigret in die Augen und schloß:

»Louis hat ihn getötet.«

»Den Arzt?«

»Kaltblütig, mit einer Kugel in den Kopf, dann hat er ihm eine weitere Kugel in den Bauch gefeuert, und dann hat er den Mund aufgemacht, als ob er seinen Revolver aufessen wollte, und ein dritter Schuß ist losgegangen. Drei Monate später ist das Schiff versteigert worden.«

Warum lächelte Gassin? Maigret war er sternhagelbetrunken und boshaft wie an den anderen Tagen lieber.

»Was wird man jetzt mit mir tun?« fragte er ohne Neugier.

»Versprechen Sie, keine Dummheiten zu machen?«

»Was nennen Sie Dummheiten?«

»Ducrau ist immer Ihr Freund gewesen, nicht wahr?«

»Wir sind aus demselben Dorf. Wir sind zusammen auf einem Schiff gefahren.«

»Er mag Sie sehr gern.«

Maigret kamen diese letzten Worte nur schwer von den Lippen.

»Mag sein.«

»Sagen Sie, Gassin, gegen wen haben Sie etwas? Ich spreche mit Ihnen von Mensch zu Mensch.«

»Und Sie?«

»Ich verstehe nicht.«

»Ich frage Sie, hinter wem sind Sie her? Sie suchen etwas. Nun, was haben Sie gefunden?«

Das kam unerwartet. Der Mann, in dem Maigret nur einen Säufer gesehen hatte, hatte, während er sich in seiner Ecke betrank, seine eigene Untersuchung angestellt. Denn das wollte Gassin damit sagen.

»Ich habe noch nichts Genaues gefunden.«

»Ich auch nicht.«

Aber er stand dicht davor. Das verriet sein dumpfer und kalter Blick. Maigret hatte recht daran getan, ihm die Schnürsenkel und die Krawatte wiederzugeben. Der Fall hatte nichts mehr mit diesem kläglichen Revier, ja überhaupt mit der Polizei zu tun. Sie waren zwei Männer, die einander gegenübersaßen.

»Sie haben mit dem Überfall auf Ducrau nichts zu tun, nicht wahr?«

»Nicht das geringste«, antwortete eine ironische Stimme.

»Sie haben auch nichts mit dem Selbstmord Jean Ducraus zu tun?«

Gassin schwieg und schüttelte langsam den Kopf.

»Sie waren mit Bébert weder verwandt noch befreundet. Sie hatten keinen Grund, ihn zu erhängen.«

Der Schiffer erhob sich seufzend, und Maigret sah zu seinem Erstaunen, wie klein und alt er war.

»Sagen Sie mir, was Sie wissen, Gassin. Ihr Kamerad in Châlons hat niemanden hinterlassen. Aber Sie haben eine Tochter.«

Er bereute im selben Augenblick, das gesagt zu haben, denn Gassin sah ihn mit einem so unheimlich forschenden Blick an, daß er sich gezwungen fühlte, zu lügen, und gut zu lügen, koste es, was es wolle.

»Ihre Tochter wird wieder gesund werden.«

»Vielleicht ja.«

Es klang, als wäre ihm das gleich. Zum Teufel, darum ging es nicht! Maigret wußte es. Man war jetzt auf das gekommen, auf das er nicht hatte kommen wollen. Aber Gassin stellte keine Frage. Er schwieg und blickte Maigret an, das war alles. Und es war beklemmend.

»Sie haben bis jetzt glücklich auf Ihrem Kahn gelebt ...«

»Wissen Sie, warum ich immer die gleiche Route mache? Weil es die ist, die wir schon gefahren sind, als ich mich verheiratet habe.«

»Antworten Sie mir, Gassin, wissen Sie, wer Ducrau überfallen hat?«

»Noch nicht.«

»Wissen Sie, warum Bébert erhängt worden ist?«

»Nein.«

Er war ehrlich, das stand fest.

»Wird man mich ins Gefängnis stecken?«

»Ich kann Sie nicht wegen verbotenen Waffenbesitzes in Haft behalten. Ich bitte Sie nur, ruhig und geduldig das Ende meiner Untersuchung abzuwarten.«

Die kleinen hellen Augen funkelten wieder angriffslustig.

»Ich bin nicht der Arzt von Châlons«, fügte Maigret hinzu.

Gassin lächelte, während der Kommissar, von diesem Verhör erschöpft, das gar keins war, aufstand.

»Ich werde Sie sofort freilassen.«

Es gab nichts anderes zu tun. Draußen war immer noch dieser unwahrscheinliche Frühling, ohne ein Wölkchen, ohne einen Regentropfen. Auf einem kleinen Platz war die Erde rings um die Kastanien, die dort standen, hart und weiß. Die städtischen Wasserwagen besprengten den ganzen Tag den Asphalt, der so weich war wie im Hochsommer.

Auf der Seine, auf der Marne, ja selbst auf dem Kanal drängten sich kleine buntgestrichene oder lackierte Ruderboote zwischen den Kähnen hindurch.

Überall vor den Lokalen standen Tische und Stühle auf der Straße, und beim Vorübergehen schlug einem der Geruch von kühlem Bier entgegen. Viele Schiffer waren noch nicht an Bord zurückgekehrt. Sie gingen von Kneipe zu Kneipe, und ihre Gesichter wurden immer röter.

Eine Stunde später erfuhr Maigret in dem Lokal am Quai, daß Gassin nicht mehr auf das ›Goldene Vlies‹ zurückgekehrt war, sondern daß er sich bei Catherine über dem Tanzlokal ein Zimmer gemietet hatte.

ACHTES KAPITEL

Es war ein Sonntag, wie man ihn nur aus seiner Kindheit kennt – strahlend und blitzblank, von dem blaugrünen Himmel bis zu dem Wasser, in dem sich die Häuser spiegelten. Selbst die Taxis waren röter oder grüner als an anderen Tagen, und in den leeren Straßen hallte der kleinste Laut wider.

Maigret ließ seinen Wagen kurz vor der Schleuse von Charenton halten, und Lucas, der den Auftrag hatte, Gassin zu bewachen, kam ihm aus dem Lokal entgegen.

»Er ist noch dort. Er hat gestern abend mit der Wirtin des Tanzlokals getrunken, aber er hat keinen Fuß vor die Tür gesetzt. Vielleicht schläft er noch.«

Wie auf den Straßen war auch auf Deck der Schiffe niemand, bis auf einen kleinen Jungen, der auf einem Steuerruder saß und sich seine Sonntagsstrümpfe anzog.

Auf das ›Goldene Vlies‹ deutend, fuhr Lucas fort: »Gestern war die Verrückte nervös. Vier- oder fünfmal ist sie auf Deck gekommen, und einmal ist sie bis zu der Kneipe an der Ecke gelaufen. Die Schiffer haben sie gesehen und haben den Alten holen wollen, aber er hat sich geweigert zurückzukommen. Nach der Beerdigung und allem anderen hat die Leute das besonders erregt. Bis Mitternacht sah man unablässig Menschen auf den Schiffen stehen, und alle blickten hierher. Übrigens hat auch der Tanz wieder begonnen. Von der Schleuse aus kann man die Musik hören. Die Schiffer waren alle noch im Sonntagsstaat. Kurz, die Verrückte muß schließlich eingeschlafen sein. Aber als es heute morgen zu dämmern begann, irrte sie mit bloßen Füßen wie eine Katze, die ihre Jungen sucht, hier in der Gegend herum. Sie hat die Bewohner von drei oder vier

Kähnen geweckt, und Sie hätten vor zwei Stunden noch überall auf Deck Paare im Hemd sehen können. Trotz allem hat niemand ihr gesagt, wo der Alte ist. Und ich glaube, es war auch besser so. Eine Frau hat sie an Bord des ›Goldenen Vlies‹ zurückgebracht, und jetzt frühstücken die beiden. Sehen Sie, da steigt schon Rauch aus dem Rohr des Herdes auf.« Der Rauch stieg ganz senkrecht aus den meisten Schiffen auf, wo man sich im Duft des warmen Kaffees anzog.

»Überwache ihn weiter«, sagte Maigret.

Statt gleich wieder in sein Taxi zu steigen, ging er in das Tanzlokal, dessen Tür offenstand. Die Frau besprengte den Fußboden mit Wasser, bevor sie ihn kehrte.

»Ist er oben?« fragte der Kommissar.

»Ich glaube, er ist eben aufgestanden, denn ich höre Schritte.«

Maigret ging ein paar Stufen hinauf und horchte. Tatsächlich ging jemand auf und ab. Eine Tür öffnete sich, und Gassin steckte sein mit Seifenschaum bedecktes Gesicht heraus, zuckte die Schultern und verschwand wieder in dem Zimmer.

Ducraus Landhaus in Samois, das von der Seine nur durch einen Treidelweg getrennt war, war ein großer Bau mit zwei Flügeln, zwischen denen sich ein Hof erstreckte. Als das Taxi hielt, wartete Ducrau schon am Tor. Er trug wie gewöhnlich einen marineblauen Anzug und hatte eine neue Mütze auf dem Kopf.

»Sie können den Wagen wegschicken«, sagte Ducrau. »Meiner wird Sie zurückbringen.«

Nachdem der Kommissar die Fahrt bezahlt hatte, schloß Ducrau das Tor hinter ihnen ab, steckte den Schlüssel in die Tasche und rief den Chauffeur, der hinten im Hof ein graues Auto abspritzte.

»Edgar, du läßt niemanden herein, und wenn du jemanden um das Haus herumstreichen siehst, sagst du mir sofort Bescheid.«

Darauf blickte er Maigret ernst an und fragte:

»Wo ist er?«

»Er zieht sich an.«

»Und Aline? Hat sie sich nicht allzusehr aufgeregt?«

»Sie hat ihn gesucht. Jetzt ist eine Nachbarin bei ihr an Bord.«

»Möchten Sie frühstücken? Mittagessen gibt es erst in einer Stunde.«

»Nein, danke.«

»Wollen Sie etwas trinken?«

»Nein, jetzt nicht.«

Ducrau blieb auf dem Hof, betrachtete das Haus und deutete mit der Spitze seines Stockes auf ein Fenster.

»Die Alte ist noch nicht angezogen, und das junge Paar zankt sich, wie Sie hören können.«

Und wirklich, aus einem Zimmer im ersten Stock, dessen Fenster offenstanden, hörte man einen lauten Streit.

»Der Gemüsegarten befindet sich hinten, ebenso wie die ehemaligen Ställe. Das Haus links gehört einem großen Verleger, und in dem rechts wohnen Engländer.«

In der ganzen Gegend zwischen der Seine und dem Wald von Fontainebleau stehen Landhäuser und Villen. Maigret hörte das leise Aufschlagen der Bälle auf einem Tennisplatz in der Nähe. Die Gärten grenzten aneinander. Eine alte Dame in Weiß lag am Rande eines Rasens in einem Schaukelstuhl.

Ducrau wirkte verwirrt, als ob er nicht wüßte, was er mit seinem Gast machen sollte. Er hatte sich nicht rasiert, seine Augen waren müde.

»Hier verbringen wir also immer den Sonntag.« Er

sagte das in einem Ton, in dem er hätte seufzen können:

›Was ist das doch für ein elendes Leben.‹

Es herrschte eine feiertägliche Stille auf diesem mit Kieselsteinen bedeckten Hof mit den weißen Mauern, an denen Kletterrosen emporrankten, der in der Sonne lag und auf den das Haus seinen Schatten warf. Auf der bedächtig dahinfließenden Seine fuhren kleine Schiffe, und auf dem Treidelweg ritten ein paar Leute vorüber.

Ducrau stopfte sich eine Pfeife und ging in den Gemüsegarten. Er zeigte auf einen Pfau, der in einem Salatbeet herumstapfte, und brummte:

»Das ist auch so eine Idee meiner Tochter. Sie glaubt, das wirke vornehm. Sie wollte auch Schwäne haben, aber wir haben hier keinen Teich.«

Doch er schien dabei an etwas ganz anderes zu denken, denn er blickte Maigret plötzlich in die Augen und sagte:

»Wie ist es? Haben Sie sich nicht anders besonnen?«

Es war eine wohlüberlegte Frage. Sie ging ihm schon lange im Kopf herum, und er maß ihr eine solche Bedeutung bei, daß sie alles andere überschattete.

Maigret rauchte und blickte dem Rauch nach, der in die durchsichtige Luft aufstieg.

»Ich quittiere meinen Dienst bei der Polizei am Mittwoch.«

»Ich weiß.«

Sie verstanden sich sehr gut, ohne es zeigen zu wollen. Ducrau hatte das Tor nicht zufällig abgeschlossen, und es war auch kein Zufall, daß er in dem verlassenen Gemüsegarten auf und ab ging.

»Genügt Ihnen das nicht?« sagte der Kommissar so leise, daß man meinen konnte, er habe den Mund überhaupt nicht aufgemacht.

Ducrau blieb stehen und starrte lange auf eine Glasglocke, unter der eine Melone wuchs. Als er den Kopf wieder hob, hatte sich sein Ausdruck verändert. Die Maske war von seinem Gesicht abgefallen; er war nur noch ein müder, leidender, unsicherer Mensch.

Aber im nächsten Augenblick waren seine Züge schon wieder hart, und ein böses Lächeln zog sich um seine Lippen. Er sah Maigret nicht an, sondern den Himmel und die Fenster des großen weißen Hauses.

»Er wird mich aufsuchen, nicht wahr?«

Und da erst blickte er Maigret wieder an. Es war der Blick eines Mannes, der sich zum Optimismus zwingt und, seiner selbst wenig sicher, es mit einer Drohung versucht.

»Sprechen wir von etwas anderem. Wollen wir nicht doch etwas trinken? Wissen Sie, was mich erstaunt? Daß Sie weder Decharme noch meine Geliebte verhört haben, noch . . .«

»Ich dachte, Sie wollten von etwas anderem sprechen.«

Aber Ducrau tippte Maigret auf die Schulter und fuhr fort:

»Einen Augenblick. Spielen wir mit offenen Karten. Sagen Sie mir zunächst einmal, wen Sie verdächtigen.«

»Wessen verdächtigen?«

Sie lächelten beide. Wer die Szene von fern beobachtete, hätte glauben können, sie ergötzten sich an irgendeinem albernen Scherz.

»Alles dessen, was geschehen ist.«

»Und wenn jedes Verbrechen von einem anderen begangen wäre?«

Ducrau runzelte die Brauen: die Antwort mißfiel ihm. Er stieß die Tür zur Küche auf, wo seine Frau im Morgenrock einem jungen Dienstmädchen Anweisungen gab. Es war ihr sehr peinlich, daß man sie unfrisiert überraschte, und sie stammelte Entschuldigungen, wobei sie die Hand auf ihren Haarknoten legte, während ihr Mann brummte:

»Mach nicht so ein Theater. Dem Kommissar ist das schnuppe! Mélie, Sie müssen uns eine Flasche aus dem Keller holen. Eine Flasche Champagner? Nein? Nun, dann werden wir im Salon einen Aperitif trinken.«

Er knallte die Tür zu, und sie gingen in den Salon, wo auf einem Fensterbrett eine Flasche neben der anderen stand.

»Pernod? Enzian? Haben Sie gesehen? Und ihre Tochter ist noch schlimmer. Wenn sie nicht in Trauer wäre, würde sie gleich in einem rosa oder grünem Seidenkleid mit sonntäglichem Lächeln und zuckersüßer Miene erscheinen.«

Er füllte zwei Gläser und schob dem Kommissar einen Sessel hin.

»Die Nachbarn werden bestimmt über uns spotten, besonders wenn wir, wie es bald der Fall sein wird, auf der Terrasse essen werden.«

Sein Blick wanderte langsam von einem Gegenstand zum anderen. Der Salon war kostbar eingerichtet, und in einer Ecke stand ein riesiger Flügel.

»Auf Ihr Wohl. Als ich meinen ersten Schlepper kaufen wollte, brauchte ich natürlich Zahlungserleichterungen. Ich mußte ein Dutzend Wechsel unterschreiben, die die Bank nur unter der Bedingung annahm, daß ich einen Bürgen beibrachte. Ich habe meinen Schwiegervater gebeten, für mich zu bürgen. Aber er hat es abgelehnt, unter dem Vorwand, er habe nicht das Recht, seine Familie an den Bettelstab zu bringen. Und jetzt bin ich's, der die Alte ernährt.«

Man spürte, der Groll saß so tief in ihm, daß es ihm schwer wurde, davon zu sprechen. Er suchte ein anderes Gesprächsthema und zog eine Zigarrenkiste heran.

»Möchten Sie eine rauchen? Aber wenn Sie lieber Ihre Pfeife rauchen, genieren Sie sich nicht.«

Dann hob er den Zipfel der bestickten Decke, die auf dem Tisch lag, ein wenig und preßte ihn in der Hand. »Damit verbringen sie ihre Zeit! Und der Dummkopf von Offizier löst die Schachaufgaben, die man auf der letzten Seite der Zeitungen findet.«

Er dachte an etwas ganz anderes. Maigret, der ihn allmählich kannte, lachte, weil seine Augen verrieten, daß er sich innerlich mit etwas anderem beschäftigte. Seine Augen? Sie beobachteten den Kommissar unaufhörlich. Sie versuchten immer noch, aus ihm klug zu werden. Sie fragten sich immerzu, ob das erste Urteil richtig war, und vor allem, wo wohl sein schwacher Punkt steckte.

»Was haben Sie mit Ihrer Geliebten gemacht?«

»Ich habe ihr gesagt, sie soll verduften, und ich weiß nicht einmal, wohin sie sich geflüchtet hat. Aber sie war so ›taktvoll‹, mit ihrem geschminkten Hurengesicht in tiefer Trauer an dem Begräbnis teilzunehmen.«

Er grollte. Alles brachte ihn auf. Er schien sogar die Sachen zu hassen, wie diese Decke, deren Zipfel er immer noch in der Hand zerdrückte.

»Im ›Maxim‹ war sie charmant und heiter. Sie stellte etwas dar, etwas anderes als meine Frau und ihresgleichen. Aber dann richte ich ihr eine Wohnung ein, und da wird sie fett und will durchaus wie eine Concierge selber waschen und kochen.«

Schon längst hatte Maigret dieses burleske Drama begriffen, das Ducraus Leben vergiftete. Er war aus dem Nichts aufgestiegen. Er schaufelte das Geld, er machte Geschäfte mit Großbürgern, in deren Leben er einen Einblick bekam, aber die Seinen kamen nicht mit ihm mit. Seine Frau hatte in Samois die gleichen Gewohnheiten wie damals, als sie noch auf dem Heck des

Schleppers die Wäsche wusch, und seine Tochter war nur die Karikatur einer Kleinbürgerin.

Ducrau litt darunter wie unter einer persönlichen Beleidigung, und er spürte deutlich, daß seine Nachbarn ihn nicht ernst nahmen, trotz des großen weißen Hauses, trotz Chauffeur und Gärtner.

Voller Neid sah er sie auf ihrem Rasen oder auf ihrer Terrasse. Er wurde wütend, und aus Protest spuckte er aus, steckte die Hände in die Taschen und brüllte grobe Worte.

Als er Schritte auf der Treppe hörte, seufzte er und zwinkerte:

»Da kommen sie.«

Es waren seine Tochter und sein Schwiegersohn, beide in Schwarz, beide fein ausstaffiert und sorgfältig gekämmt. Sie verneigten sich mit der schmerzlichen Diskretion von Menschen, die eben ein großes Unglück getroffen hat.

»Sehr erfreut, Herr Kommissar. Unser Vater hat uns schon viel von Ihnen erzählt und...«

»Genug, genug! Trinkt lieber was!«

Seine Stimmung wurde durch ihre Anwesenheit noch schlechter. Am Fenster stehend, blickte er auf das Tor, das sich von der Seine abhob.

Der Schwiegersohn war blond und bieder.

»Trinkst du einen Schluck Portwein?« fragte er seine Frau.

»Was haben Sie genommen, Herr Kommissar?«

Ducrau trommelte mit den Fingern nervös auf das Fensterbrett. Suchte er vielleicht nach einer boshaften Bemerkung, die er machen konnte? Jedenfalls drehte er sich plötzlich um und sagte in giftigem Ton:

»Der Kommissar wollte von mir Auskünfte über euch haben. Und da er weiß, daß ihr Schulden habt, hat er mich darauf aufmerksam gemacht, daß mein Tod alles geregelt hätte. Und da Jean tot ist, könnt ihr auf das Doppelte hoffen.«

»Papa!« rief seine Tochter und betupfte ihre Augen mit einem Taschentuch, das mit einer schwarzen Kante umsäumt war.

»Papa«, äffte er sie nach. »Was willst du? Habe ich Schulden? Will ich in den Süden ziehen?«

Das Paar war daran gewöhnt, und Decharme war recht geschickt: er setzte ein leises trauriges Lächeln auf, als betrachtete er diese Reden als einen Scherz oder als die Auswirkung einer vorübergehenden schlechten Stimmung. Er hatte hübsche, lange Hände und spielte mit seinem Plantintrauring.

»Habe ich Ihnen schon gesagt, daß sie ein Kind erwarten?«

Berthe Decharme bedeckte ihr Gesicht mit dem Taschentuch. Es war peinlich. Ducrau wußte es genau, aber er tat es absichtlich. Der Chauffeur kam über den Hof auf die Treppe zu, und der Reeder öffnete das Fenster und rief:

»Was gibt's?«

»Der Monsieur hat mir gesagt ...«

»Ja! Na und?«

Der Chauffeur deutete erregt auf einen Mann, der hinter dem Tor im Grase saß und ein Stück Brot aus seiner Tasche zog.

»Dummkopf!«

Das Fenster wurde wieder geschlossen. Man sah das Mädchen in weißer Schürze auf der von einem roten Schirm beschatteten Terrasse den Tisch decken.

»Weißt du wenigstens, was es zu essen gibt?«

Seine Tochter machte sich das zunutze, um das Zimmer zu verlassen, während Decharme so tat, als ob er sich in die auf dem Flügel liegenden Noten vertiefte.

»Spielen Sie?« fragte Maigret ihn.

Es war Ducrau, der antwortete:

»Der? Nie im Leben! Hier spielt niemand. Der Flügel ist bloß Zierat wie alles übrige.«

Obwohl es im Zimmer kühl war, hatte er Schweiß auf der Stirn.

Die Nachbarn links spielten immer noch Tennis, und ein livrierter Diener brachte ihnen Erfrischungen, als die Ducraus auf ihrer Terrasse zu Mittag aßen. Der Schirm dämpfte die Sonne nicht genug, und Berthe Ducrau hatte feuchte Kreise unter den Ärmeln ihres schwarzen Seidenkleides. Ducrau selber war so gereizt, daß man ihn kaum ansehen konnte. Alles, was er sagte, alles, was er tat, war peinlich.

Als der Fisch serviert wurde, verlangte er die Platte zu sehen, schnüffelte daran, berührte sie mit dem Zeigefinger und brummte:

»Tragen Sie sie wieder weg.«

»Aber, Emil ...«

»Tragen Sie sie weg«, sagte er noch einmal.

Als seine Frau aus der Küche wiederkam, hatte sie rote Augen. Zu Maigret gewandt, sagte er:

»Sie gehen am Mittwoch in Pension. Am Mittwochabend oder am Mittwochmorgen?«

»Mein Dienst endet Mittwoch um Mitternacht.«

Und dann sagte Ducrau zu seinem Schwiegersohn:

»Weißt du, wieviel ich ihm geboten habe, daß er bei mir arbeitet? Hundertfünfzigtausend. Wenn er zweihundert will, werde ich sie ihm geben.«

Er beobachtete immer noch das Kommen und Gehen vor dem Tor. Er hatte Angst. Und Maigret, der der einzige war, der es wußte, fühlte sich unbehaglicher als die anderen, denn der Anblick dieses Mannes, der gegen die Angst ankämpfte, hatte etwas Tragisches und zugleich etwas Lächerliches und Widerwärtiges.

Beim Kaffee stichelte Ducrau von neuem:

»Sehen Sie«, sagte er, auf die Tischrunde deutend, »das ist das, was man eine Familie nennt. Vorn an ein Mann, der die ganze Last auf seinen Schultern trägt, sie immer getragen hat und sie tragen wird, bis er unter ihr krepiert, und dann die anderen, die sich, ohne einen Finger zu rühren, an ihn hängen.«

»Fängst du wieder an?« sagte seine Tochter und stand auf.

»Du hast recht. Mach einen kleinen Spaziergang. Dies ist vielleicht dein letzter schöner Sonntag.«

Sie zuckte zusammen. Ihr Mann, der sich die Lippen mit seiner Serviette abwischte, hob den Kopf, während Madame Ducrau vielleicht gar nicht zugehört hatte. »Was meinst du damit?«

»Nichts! Ich meine nichts. Bereite nur weiter deinen Umzug in den Süden vor.«

Da sagte der Schwiegersohn, der nicht zu ahnen schien, daß dies der ungünstigste Augenblick war, freundlich: »Wir haben darüber nachgedacht, Berthe und ich. Der Süden ist zu weit entfernt. Wenn wir etwas an den Ufern der Loire finden ...«

»Das ist ja großartig! Ihr braucht den Kommissar nur zu bitten, ganz in seiner Nähe etwas für euch ausfindig zu machen, und er wird es tun, allein um des Vergnügens willen, euch als Nachbarn zu haben.«

»Wohnen Sie an der Loire?« beeilte sich Decharme zu fragen.

»Er wird vielleicht dort wohnen.«

Langsam wandte Maigret ihm den Kopf zu, und diesmal lächelte er nicht. Er hatte eben einen Stich in der Brust gespürt, ein quälendes Gefühl, das seine Lippen zittern ließ. Seit Tagen tappte er in einer scheußlichen Ungewißheit, und nun änderte sich alles plötzlich durch die Magie eines einzigen Wortes.

»Vielleicht!«

Ducrau hielt seinem Blick mit dem gleichen Ernst, dem gleichen Bewußtsein der Bedeutung dieser Minute stand.

»Wo liegt Ihr Haus?« fragte der Schwiegersohn, aber niemand hörte es, weil er es so leise sagte.

Ducrau atmete jetzt ruhiger, und sein Gesicht glänzte von der Erregung des Kampfes.

Sie waren lange genug umeinander herumgegangen, sie hatten sich lange genug gegenseitig gemessen, ohne zu wagen, zum Schlage auszuholen.

Auch Maigret atmete jetzt ruhiger. Er stopfte seine Pfeife, und seine Finger griffen fast lüstern in den Tabakbeutel.

»Mir wäre die Gegend von Cosnes oder Gien am liebsten...«

Die Bälle schlugen auf dem roten Tennisplatz auf, auf dem junge Mädchen in weißen Kleidern hin und her liefen. Ein kleines Motorboot fuhr, wie ein Kater schnurrend, die Seine hinunter.

Madame Ducrau schwenkte eine Glocke, um das Mädchen zu rufen, aber das alles zählte nicht, existierte nicht für die beiden Männer, die es endlich aufgegeben hatten, voreinander Versteck zu spielen.

»Du kannst zu deiner Frau gehen. Sie weint sicherlich in ihrem Zimmer.«

»Glauben Sie? Ich glaube, es ist ihr Zustand, der sie nervös macht.«

»Geh, du Kretin«, lachte Ducrau, während der andere sich unter Entschuldigungen entfernte.

»Und du, was willst du mit deiner kleinen Glocke?«

»Rosalie hat die Liköre vergessen.«

»Darum brauchst du dich nicht zu kümmern. Wenn wir auf Liköre Appetit haben, werden wir sie selber finden, nicht wahr, Maigret?«

Er hatte nicht ›Herr Kommissar‹ gesagt. Er hatte Maigret gesagt. Er stand auf, wölbte den Oberkörper und ließ seine Blicke in die Landschaft schweifen. Er atmete mit vollen Lungen und schnurrte voller Behagen.
»Was sagen Sie dazu?«
»Zu was?«
»Zu allem! Zu dem allem. Ist es nicht schön? Selbst der Schleusenmeister ißt mit seiner Familie im Freien! Als ich ganz im Anfang Fuhrmann war, frühstückte ich mit Gassin auf der Böschung. Und dann, wenn die Pferde sich zwei Stunden ausruhen mußten, hielten wir ein Schläfchen im Grase, und die Heuschrecken sprangen uns dabei über den Kopf ...«

Es war, als hätte er zwei Paar Augen. Die einen blickten heiter verträumt in die Landschaft, während die anderen verbissen vor sich hin stierten.

»Wollen wir nicht einen kleinen Verdauungsspaziergang machen?«

Er ging zum Tor und öffnete es. Aber noch ehe er auf den Treidelweg hinaustrat, schob er die Hand in die Gesäßtasche, holte seinen Browning heraus und prüfte, ob er geladen war.

Das war kindisch, theatralisch, aber dennoch war es unheimlich. Maigret zuckte nicht mit der Wimper, tat sogar, als habe er nichts gesehen. Aus dem Zimmer oben hallten Stimmen, darunter eine wütende.

»Was habe ich Ihnen gesagt? Sie zanken sich.«

Den Revolver in der Tasche, ging er friedlich neben Maigret wie ein Sonntagsspaziergänger. Vor der Schleuse blieb er einige Augenblicke stehen und betrachtete das Wasser, das durch tausend Ritzen des Tors sickerte, und die Familie, die an einem Tisch vor dem Hause saß.

»Welchen Tag haben wir heute?«
»Den 13. April.«

103

Er sah Maigret argwöhnisch an.
»Den 13.? Ach!«
Und sie gingen weiter.

NEUNTES KAPITEL

Es war die Stunde, da in Erwartung der Dämmerung alles noch einmal in satten Farben aufleuchtet. Über den bewaldeten Hügeln gegenüber stand die rote Sonne. Das Wasser glänzte und funkelte und wirkte dennoch schon wie erloschen.

Genau über der Schleuse sahen Spaziergänger einem jungen Mann zu, der sein Motorboot in Gang zu bringen versuchte. Man hörte den Motor einige Drehungen machen, nach Luft ringen und spucken, und dann betätigte der junge Mann von neuem ungeduldig die Kurbel.

Ducrau blieb plötzlich stehen und betrachtete die an dieser Stelle den Fluß säumende Häuserreihe. Maigret hatte nichts Ungewöhnliches bemerkt.

»Sehen Sie mal, Herr Kommissar.«

Die Häuser waren ziemlich luxuriöse Restaurants und Hotels, und längs der Straße parkten viele Autos. Doch zwischen zwei der Restaurants befand sich ein kleines Bistro, in dem gewiß die Chauffeure aßen und vor dem man, weil es Sonntag war, vier Tische aufgestellt hatte.

Maigret spähte nach dem aus, auf das ihn Ducrau aufmerksam machen wollte. Die Spaziergänger warfen riesige Schatten. Man sah schon einige Strohhüte und viele leichte Kleider. Sein Blick blieb schließlich an einer vertrauten Gestalt hängen: es war Inspektor Lucas, der vor der kleinen Kneipe bei einem Bier saß. Lucas hatte Maigret ebenfalls gesehen und lächelte ihm über die Straße zu. Er schien sich an diesem schönen Sonntag, dort unter der gelbrotgestreiften Markise neben einem Lorbeerbaum im Topf, vollkommen glücklich zu fühlen.

Rechts hinter ihm sah der Kommissar plötzlich den alten Gassin, der die Ellbogen auf den winzigen Tisch gestemmt hatte und eifrig einen Brief schrieb.

Leute kamen von irgendeinem Fest zurück. Sie gingen nacheinander, und der Staub wirbelte unter ihren Füßen auf. Niemand achtete darauf, daß die beiden Männer stehengeblieben waren und daß der eine fragte, während er seine Hand in die Tasche schob:

»Ist dies das, was man Notwehr nennt?«

Ducrau scherzte nicht. Er konnte den Blick nicht von dem Alten wenden, der hin und wieder den Kopf hob, um über das nachzudenken, was er schreiben wollte, aber rings um sich nichts zu sehen schien.

Maigret antwortete nicht, sondern machte Lucas ein Zeichen und ging dann ein paar Schritte weiter in Richtung der Schleuse, während Ducrau ihm widerwillig folgte.

»Haben Sie meine Frage gehört?«

Das Motorboot setzte sich endlich in Bewegung, glitt über das Wasser. Die Wellen zeichneten Arabesken.

»Da bin ich, Chef.«

Es war Lucas, der wie die anderen auf die Seine blickte. »Ist er bewaffnet?«

»Nein. Ich habe vorher das Zimmer durchsucht, aber keine Waffe gefunden. Und unterwegs ist er nirgends eingekehrt.«

»Hat er dich gesehen?«

»Ich glaube nicht. Er ist zu sehr mit seinen eigenen Gedanken beschäftigt.«

»Sorg dafür, daß du den Brief in die Hände bekommst.«

»Sie haben mir noch immer nicht geantwortet«, sagte Ducrau, als sie weitergingen.

»Sie haben doch gehört: er ist nicht bewaffnet.«

Sie näherten sich wieder dem weißen Hause.

»Kurz gesagt«, höhnte der Reeder, »wir haben jeder unseren Schutzengel. Es ist besser, daß Sie bei uns zu Abend essen. Und vielleicht bleiben Sie sogar die Nacht...«

Er stieß das Tor auf. Man sah seine Frau, seine Tochter und seinen Schwiegersohn auf der Terrasse Tee trinken. Der Chauffeur reparierte einen Schlauch, der auf dem Kies des Hofes einen grellroten Kranz bildete.

Sie saßen jeder in einem Korbsessel vor einem Tisch, auf dem eine Flasche und Gläser standen. Aber sie waren nicht zu der übrigen Familie auf die Terrasse gegangen. Sie waren auf dem Hof geblieben, in der Nähe der Tür zum Salon, in dem es schon dunkel wurde. Die Laternen von Samois waren viel zu früh angezündet worden und sahen in der Helle wie kleine weiße Flecke aus. Es waren nur noch wenige Sonntagsspaziergänger unterwegs; die meisten hatte schon der Bahnhof verschluckt.

»Glauben Sie«, sagte Maigret mit seiner ruhigsten Stimme, »daß ein Mann, der einen anderen getötet hat, lange zögert, einen zweiten und notfalls sogar einen dritten umzubringen, wenn er sich bedroht fühlt?«

Ducrau rauchte eine lange Meerschaumpfeife, deren Kopf er festhalten mußte. Er blickte Maigret eine ganze Weile stumm an und murmelte dann:

»Was wollen Sie damit sagen?«

»Nichts Besonderes. Ich finde, dies ist ein wirklich schöner Sonntagabend. Der Kognak schmeckt, die Pfeifen ziehen gut, und der alte Gassin dort drüben trinkt gewiß jetzt auch einen Aperitif, aber am Mittwochabend wird das alles, was uns jetzt beschäftigt, erledigt sein. Das Problem wird dann seine Lösung gefunden haben.«

Er sprach wie verträumt, während Decharme oben auf der Terrasse ein Streichholz ansteckte, dessen Flamme einen kurzen Augenblick vor dem blassen Himmel tanzte.

»Ja, und ich frage mich, wer dann nicht mehr da sein wird.«

Ducrau überlief ein Schauer. Er konnte es nicht einmal verbergen und gestand es darum lieber ein.

»Wie Sie das sagen!«

»Wo waren Sie am letzten Sonntag?«

»Hier. Wir kommen jeden Sonntag her.«

»Und Ihr Sohn?«

Ducraus Züge verhärteten sich.

»Er war auch hier. Er hat zwei Stunden damit verbracht, den Radioapparat in Ordnung zu bringen, der dann aber doch nicht besser ging.«

»Und nun ist er tot und schon beerdigt. Bébert ist auch tot. Darum überlege ich, wer am nächsten Sonntag in diesem Sessel sitzen wird.«

Sie konnten einander schlecht sehen. Der Geruch der beiden Pfeifen verbreitete sich im Hof. Ducrau zuckte zusammen, als jemand genau gegenüber dem Tor vom Fahrrad stieg, und er rief:

»Wer ist da?«

»Ich bringe etwas für Monsieur Maigret.«

Es war ein Junge aus der Gegend, und er reichte dem Kommissar einen Brief durch das Tor.

»Man hat ihn mir für Sie übergeben.«

»Ich weiß. Danke.«

Ducrau war reglos sitzen geblieben. Die Frauen verließen die Terrasse, weil es sie fror, und man merkte deutlich, daß Decharme, der am Geländer stand, sich am liebsten den beiden Männern zugesellt hätte, da er darauf brannte, zu erfahren, was der Brief enthielt.

Maigret riß einen Umschlag auf, auf dem sein Name stand, und fand darin den Brief, den Gassin vorhin geschrieben hatte. Er war an Madame Emma Chatereau, Lazicourt (Obere Marne), Café des Maraîchers, adressiert.

»Wir können im Salon Licht machen«, murmelte Ducrau, der keine Frage zu stellen wagte.

»Ich sehe auch so noch genug.«

Das Papier stammte aus dem Bistro. Die Tinte war violett, und die am Anfang ganz kleine Schrift wurde am Schluß doppelt so groß.

Liebe Emma,
ich schreibe Dir, um Dir mitzuteilen, daß es mir gut geht, und ich hoffe, dieser Brief wird Dich ebenfalls bei bester Gesundheit erreichen. Aber ich möchte Dir sagen, daß, wenn mir etwas zustoßen sollte, ich gern zu Hause beerdigt würde, bei unserer Mutter, und nicht in Charenton, wie ich es eigentlich gewollt hatte. Man braucht dann nicht weiter für das Grab zu bezahlen. Was das Geld auf der Sparkasse betrifft, so findest Du die Sparkassenbücher und alle Papiere in der Schublade des Büfetts. Das alles ist für Dich. Du wirst so endlich Dein Haus aufstocken können. Im übrigen ist alles in Ordnung, weil ich weiß, was ich zu tun habe.

Dein treuer Bruder.

Maigret, der noch immer stand, blickte von dem Brief auf und sah Ducrau an, der tat, als ob er an etwas anderes denke, und immer noch seine Pfeife rauchte.

»Schlechte Nachrichten?«

»Es ist der Brief, den Gassin eben geschrieben hat.«

Ducrau beherrschte sich, schlug die Beine überein-

ander und wieder auseinander, beobachtete von fern seinen Schwiegersohn und murmelte schließlich, krampfhaft bemüht, seine Ungeduld nicht zu verraten:
»Kann ich ihn lesen?«
»Nein.«
Und Maigret faltete den Brief zusammen und steckte ihn in seine Brieftasche.
»An wen ist er adressiert?«
»An seine Schwester.«
»An Emma? Was ist aus ihr geworden? Sie hat eine Zeitlang auf dem Schiff ihres Bruders gelebt, ich glaube sogar, ich bin in sie verliebt gewesen. Dann hat sie einen Lehrer geheiratet, der aber bald darauf gestorben ist.«
»Sie hat einen Gasthof in ihrem Dorf.«
»Es wird wirklich kühl, finden Sie nicht auch? Ist es Ihnen recht, wenn wir hineingehen?«
Ducrau knipste im Salon das Licht an, schloß die Tür, wollte dann auch die Läden schließen, besann sich aber eines anderen.
»Darf ich nicht erfahren, was Gassin seiner Schwester schreibt?«
»Nein.«
»Habe ich etwas zu befürchten?«
»Das wissen Sie besser als ich.«
Ducrau lächelte und ging im Salon auf und ab, während Maigret, als wäre er hier zu Hause, vom Hof die Kognakflasche und die Gläser holte.
»Nehmen wir einmal an, da sind zwei Männer«, sagte er und goß sich einen Kognak ein, »der eine hat schon getötet und riskiert infolgedessen, für den Rest seiner Tage eingesperrt zu werden, wenn nicht noch Schlimmeres, und der andere hat nie jemandem etwas zuleide getan. Sie verfolgen sich wie zwei Hähne. Wer ist nach Ihrer Meinung der gefährlichere?«

Statt darauf zu antworten, lächelte der Reeder nur.

»Man muß jetzt nur noch herausbekommen, wer Bébert erhängt hat. Was sagen Sie dazu, Ducrau?«

Maigret war immer noch freundlich, aber jedes Wort, das er jetzt aussprach, klang wichtig.

Ducrau hatte sich schließlich in einen Sessel gesetzt, seine Beine ausgestreckt und die Augen halb geschlossen.

»Wissen Sie, zu welcher ganz einfachen Frage wir so kommen? Wer hat sich eines Tages Alines Einfalt zunutze gemacht und mit ihr ein Kind gezeugt?«

Ducrau sprang auf, sein Gesicht wurde dunkelrot.

»Nun und?« fragte er.

»Nun, und Sie sind es natürlich nicht. Auch Gassin ist es nicht, der sich immer für ihren Vater gehalten hat. Es ist auch nicht Ihr Sohn Jean, der für sie eine tiefe Freundschaft empfand und der übrigens...«

»Der? Was wollten Sie sagen?«

»Nichts Böses. Ich habe ein paar Auskünfte über ihn. Sagen Sie, Ducrau, sind Sie nicht nach der Geburt Ihrer ersten Tochter krank gewesen?«

Maigret hörte nur ein Brummen und sah einen Rükken vor sich.

»Vielleicht ist das die Erklärung. Fest steht, daß Aline einfältig ist. Und Ihr Sohn ist ein kränkliches, nervöses Kind, von einer solchen Sensibilität, daß er manchmal hysterische Anfälle hat. Nach Meinung seiner Kameraden, für die er nur eine Zielscheibe des Spotts gewesen ist, war er kein richtiger Mann. Daher diese leidenschaftliche, aber völlig reine Freundschaft zwischen ihm und Aline.«

»Worauf wollen Sie hinaus?«

»Auf dies: Bébert ist darum ermordet worden, weil er der Liebhaber war! Das ›Goldene Vlies‹ liegt oft wochenlang in Charenton vor Anker. Gassin verbringt die Abende in den Kneipen. Der Schleusengehilfe ist Junggeselle, und als er eines Abends um die Kähne herumstrich, hat er Aline gesehen ...«

»Schweigen Sie!«

Ducrau, dessen Gesicht blaulila anlief, schleuderte seine Pfeife in eine Ecke des Salons.

»Stimmt das?«

»Ich weiß nichts davon.«

»Vielleicht hat er nicht einmal Gewalt anzuwenden brauchen, denn sie weiß gar nicht, was sie tut. Und niemand hat etwas davon gemerkt, bis zu dem Tage, da Aline das Kind bekommt. Aline, die drei Männer um sich hat. Wen, glauben Sie, Ducrau, verdächtigt Gassin?«

»Mich«, rief der Reeder.

Und im selben Augenblick zuckte er zusammen und ging mit schweren Schritten zur Tür, die er mit einer heftigen Bewegung aufriß. Seine Tochter stand dahinter. Er hob die Hand. Sie stieß einen Schrei aus. Aber anstatt sie zu schlagen, knallte er die Tür wieder zu.

»Und weiter?«

Wie ein Stier in der Arena kam er auf Maigret zu.

»Mir ist aufgefallen, daß Aline vor Ihnen Angst hatte, und sogar mehr als Angst. Gassin hat gewiß den gleichen Gedanken gehabt. Und sobald Sie um den Kahn herumstrichen ...«

»Schön. Und weiter?«

»Warum sollte nicht ein anderer das gleiche geglaubt haben, zumal er wußte, wie sehr Sie hinter allen Frauen her waren?«

»Weiter, weiter.«

»Ihr Sohn ...«

»Was ist mit meinem Sohn?«

Man hörte Schritte und Stimmen im Zimmer oben. Es war Berthe, die ihrer Mutter oder ihrem Mann weinend von dem Zwischenfall erzählte. Kurz darauf erschien das Mädchen völlig eingeschüchtert.

»Was ist?«

»Ihre Frau bittet Sie, hinaufzukommen.«

Ihm fiel keine passende Antwort ein. Es war zu schön. Er goß sich nur ein Glas voll Kognak und leerte es in einem Zuge.

»Wo waren Sie stehengeblieben?«

»Daß Sie bei dreien zumindest als ein widerwärtiger Mann gelten. Aline schließt sich in ihre Kajüte ein, wenn sie Sie kommen sieht, und weint, wenn man von Ihnen spricht. Ihr Vater beobachtet Sie und wartet nur auf einen Beweis, um sich an Ihnen zu rächen. Ihr Sohn quält sich, wie es allein die krankhaft Nervösen tun. Hat er nicht einmal davon gesprochen, in einen Orden einzutreten?«

»Vor sechs Monaten. Wer hat Ihnen das gesagt?«

»Das ist nicht weiter wichtig. Sie erdrücken ihn. Sie ersticken ihn. Die einzige frohe Zeit seines Lebens waren die drei Monate, die er zur Erholung auf dem ›Goldenen Vlies‹ verbrachte.«

»Kommen Sie endlich zum Schluß!«

Er wischte sich den Schweiß ab und goß sich noch einen Kognak ein.

»Ich bin fertig. Ich habe wenigstens seinen Selbstmord erklärt.«

»Ich möchte gern wissen, womit?«

»Als er erfahren hat, daß Sie verletzt waren, und als man Sie mitten in der Nacht von dem Kahn ins Wasser geworfen hatte, bestand für ihn kein Zweifel mehr: es war Aline, die so erregt war, daß sie Sie vielleicht angegriffen hat...«

»Hätte er nicht mit mir darüber sprechen können?«

»Hat er überhaupt einmal mit Ihnen gesprochen? Spricht Ihre Tochter mit Ihnen? Da man ihm nicht erlaubte, ins Kloster zu gehen, und er sich selber für einen Gescheiterten hielt, hat er wenigstens eine gute Tat vollbringen wollen. Von so etwas träumen junge Menschen in ihren Mansardenzimmern. Zum Glück verwirklichen sie diese Träume nicht immer. Ihr Sohn hat seinen verwirklicht. Er hat Aline gerettet. Er hat sich der Tat bezichtigt. Sie verstehen das vielleicht nicht, aber alle jungen Leute eines gewissen Alters werden es verstehen ...«

»Und Sie? Wieso haben Sie es verstanden?«

»Ich bin nicht der einzige. Bedenken Sie, daß auch Gassin, während er sich sternhagelbetrunken von Lokal zu Lokal schleppte, versuchte, das Problem zu lösen. Gestern abend ist er nicht auf sein Schiff zurückgekehrt. Er hat Aline allein gelassen. Er hat sich gegenüber ein Zimmer genommen.«

Ducrau lief ans Fenster und hob die Gardine hoch, aber wegen des Lichtes im Salon war nichts zu sehen.

»Haben Sie nichts gehört?«

»Nein.«

»Was werden Sie tun?«

»Ich weiß es nicht«, sagte Maigret schließlich. »Wenn zwei Männer sich schlagen, versucht man, sie zu trennen. Aber das Gesetz erlaubt mir nicht, einzugreifen, wenn zwei Männer vorhaben, einander zu töten. Es erlaubt mir, einen Mörder festzunehmen ...«

Ducrau reckte den Hals.

»Dafür braucht man Beweise«, fuhr Maigret fort.

»So daß ...?«

»Nichts! Mittwoch um Mitternacht werde ich nicht mehr der Polizei angehören. Sie haben mich vorhin daran erinnert. Haben Sie nicht zufällig grauen Tabak?«

Er nahm die Keramikbüchse, auf die Ducrau gezeigt hatte. Nachdem er seine Pfeife gestopft hatte, füllte er seinen Tabakbeutel.

Es klopfte an die Tür. Ohne abzuwarten, bis jemand »Herein« rief, trat Decharme ein.

»Entschuldigen Sie bitte. Meine Frau kann leider nicht zum Abendessen herunterkommen. Sie ist ein wenig leidend. Es ist ihr ›Zustand‹.«

Er ging nicht wieder, sondern spähte nach einem Sessel aus, in den er sich setzen konnte. Erstaunt über die Kognakgläser, fragte er:

»Wollen Sie nicht lieber Aperitif trinken?«

Es war ein Wunder, daß Ducrau ihn nicht anfuhr, ja, seine Anwesenheit überhaupt nicht zu bemerken schien. Er hatte seine Pfeife, die nicht zerbrochen war, vom Teppich wieder aufgehoben.

»Ist meine Frau oben?«

»Sie ist eben in die Küche hinuntergegangen.«

»Gestatten Sie einen Augenblick, Herr Kommissar?« Ducrau schien darauf gefaßt zu sein, daß der Kommissar es nicht gestattete, aber nichts geschah.

»Ein seltsamer Mensch«, seufzte Maigret, als sich die Tür hinter ihm geschlossen hatte. Und Decharme, der höchst unbequem in seinem Sessel saß, aber nicht aufzustehen wagte, hustete und murmelte:

»Er ist manchmal merkwürdig, wie Sie es gewiß schon bemerkt haben. Er hat seine guten und schlechten Stunden.«

Maigret zog, als wäre er bei sich zu Hause, die Vorhänge zu und ließ einen winzigen Spalt offen, durch den er hin und wieder auf den Hof blickte.

»Man braucht viel Geduld ...«

»Sie haben sie!«

»Im Augenblick zum Beispiel ist meine Lage ziemlich schwierig. Ich bin Offizier, wie Sie wissen. Und es ist klar, daß die Armee nicht in gewisse Dinge hineingezogen werden darf, in gewisse Dramen, die ...«

»Dramen, die ...?« wiederholte Maigret unerbittlich.

»Ich weiß es nicht. Ich möchte Sie um einen Rat bitten. Auch Sie haben eine offizielle Stellung. Nun, Ihre Anwesenheit und gewisse Gerüchte...«

»Was für Gerüchte?«

»Ich weiß es nicht, aber nehmen Sie einmal an ... es ist furchtbar schwer zu sagen, es ist nur eine Vermutung, nicht wahr? Nehmen Sie einmal an, daß ein Mann, der eine bestimmte Stellung bekleidet, sich plötzlich in eine Lage gebracht hat ... eine Lage ...«

»Einen Kognak?«

»Danke. Ich trinke keinen Alkohol.«

Er blieb dennoch sitzen. Er war zu allem entschlossen und hatte, was er sagen wollte, gründlich vorbereitet.

»Wenn ein Offizier einen Fehler gemacht hat, ist es üblich, daß seine Kameraden ihm sagen, was seine Pflicht ist, und ihn mit einem Revolver allein lassen. Dadurch wird ein öffentlicher Skandal vermieden und...«

»Von wem sprechen Sie?«

»Von niemandem. Dennoch bin ich sehr besorgt. Und ich bin gekommen, um Sie zu bitten, mich zu beruhigen oder mir zu sagen, ob wir darauf gefaßt sein müssen...«

Dennoch wollte er nichts Näheres sagen. Er erhob sich erleichtert und erwartete lächelnd die Antwort.

»Wollen Sie mich fragen, ob Ihr Schwiegervater ein Mörder ist und ich ihn verhaften werde?«

Er schien sich nicht einen Augenblick über Ducraus Abwesenheit beunruhigt zu haben, der mit frischerem Gesicht wieder hereinkam und dessen Haar an den Schläfen feucht war, als hätte er sich eben das Gesicht gewaschen.

»Wir werden ihn fragen.«

Maigret rauchte in großen Zügen, hielt ein Kognakglas in der Hand und vermied es, Decharme anzusehen, der blaß geworden war, aber nicht wagte, den Mund zu öffnen.

»Hören Sie, Ducrau. Ihr Schwiegersohn fragt mich, ob ich glaube, daß Sie ein Mörder sind und ob ich die Absicht habe, Sie zu verhaften.«

Man schien ihn oben zu hören, denn über ihren Köpfen wurde es plötzlich still. Trotz seiner Kaltblütigkeit stockte Ducrau der Atem.

»Er fragt ... ob ich?«

»Vergessen Sie nicht, daß er Offizier ist. Er hat mich gerade daran erinnert, was in einem solchen Fall üblich ist. Wenn ein Offizier einen Fehler gemacht hat, wie er es sehr elegant ausdrückte, lassen ihn seine besten Freunde mit seinem Revolver allein.«

Ducrau ließ Decharme nicht aus den Augen, der wie ziellos in die entgegengesetzte Ecke des Zimmers ging.

»Ach! Er hat gesagt ...«

Einige Sekunden lang sah es aus, als würden die Dinge eine schlimme Wendung nehmen. Aber Ducraus Züge entspannten sich allmählich, vielleicht unter der Einwirkung einer heroischen Anstrengung. Er lächelte. Er lachte! Er lachte und schlug sich auf die Schenkel.

»Das ist ja zum Totlachen!« brüllte er schließlich und lachte Tränen.

»Ach, mein kleiner Decharme, was für ein reizender Junge du doch bist! Sagt mal, Kinder, wie wär's, wenn wir zu Tisch gingen? Die Offiziere, die ... wenn ein anderer einen Fehler gemacht hat ... Heiliger Decharme! Und jetzt werden wir uns den Bauch vollschlagen ...«

Maigret klebte das Hemd am Körper, dennoch entleerte er seelenruhig seine Pfeife im Aschenbecher und schob sie in ihr Etui, bevor er sie in die Tasche steckte.

ZEHNTES KAPITEL

In dem Augenblick, da Ducrau sich mit einem Seufzer des Behagens einen großen Zipfel seiner Serviette zwischen Kragen und Hals steckte, brachte das Mädchen die Suppenterrine. Es war nicht geheizt, und Madame Ducrau, der kalt war, hatte sich ein schwarzes Wolltuch über die Schultern gelegt.

Berthes Platz dem Reeder gegenüber blieb leer, und er befahl dem Mädchen:

»Sagen Sie meiner Tochter, sie soll herunterkommen.« Er tat sich Suppe auf und legte neben seinen Teller ein riesiges Stück Brot. Als seine Frau schnüffelte, runzelte er zwei- oder dreimal die Brauen und wurde schließlich ärgerlich.

»Bist du erkältet?«

»Ich glaube ja«, stammelte sie und wandte den Kopf ab, damit man nicht sah, daß sie von neuem den Tränen nahe war.

Decharme lauschte auf die Geräusche oben, während er elegant seinen Löffel handhabte.

»Nun, Mélie?«

»Madame Berthe läßt sagen, daß sie nicht herunterkommen kann.«

Ducrau schlürfte laut seine Suppe.

»Sag ihr noch einmal, ich verlange, daß sie herunterkommt, ob sie krank ist oder nicht, verstanden?«

Decharme verließ das Zimmer, und Ducrau schien nach jemandem Ausschau zu halten, den er sich jetzt vorknöpfen konnte.

Er saß den beiden Fenstern gegenüber, die auf den Hof, das Tor, die Seine sahen. Sich mit seinem ganzen Oberkörper gegen den Tisch stemmend, aß er sein Brot und blickte dabei in das dichte Dunkel hinaus. Im oberen Stock hörte man eilige Schritte, Flüstern und

Schluchzen. Gleich darauf erschien Decharme wieder und sagte: »Sie kommt.«

Und tatsächlich kam seine Frau einige Augenblicke später herein. Sie hatte sich nicht die Mühe gemacht, die glänzende Röte ihres Gesichts unter Puder zu verbergen.

Er kümmerte sich weder um Maigret noch um die anderen. Es war, als führe er ein Leben für sich, als verfolge er, ohne sich um das übrige zu scheren, einen gutausgetüftelten Plan.

»Mélie, bringen Sie den nächsten Gang.«

Als sich Mélie über den Tisch beugte, um die Suppenterrine zu ergreifen, klopfte er ihr auf den Hintern. Während das Mädchen in Charenton jung war, war dieses schon ältlich, ohne Schwung und Charme.

»Übrigens, Mélie, wann haben wir uns zum letztenmal miteinander vergnügt?«

Sie fuhr zusammen, versuchte vergeblich zu lächeln, blickte beklommen ihren Herrn und dann ihre Herrin an. Ducrau zuckte die Schultern und lächelte mitleidig.

»Wieder eine, die glaubt, daß das etwas zu sagen habe. Sie können gehen. Es war heute morgen, als ich im Keller Wein aussuchte.«

Er konnte dennoch nicht umhin, einen Blick auf Maigret zu werfen, um zu sehen, wie das auf ihn gewirkt hatte, aber der Kommissar schien meilenweit von all diesen Geschichten zu sein. Madame Ducrau hatte die Bemerkung überhört. Sie hatte nur ihren Schal etwas fester um die Schultern gezogen und starrte beharrlich auf das Tischtuch, während ihre Tochter ihre rote Nase mit ihrem Taschentuch betupfte.

»Haben Sie gesehen?« fragte Ducrau Maigret und deutete mit dem Kinn auf den Hof und das Tor.

Eine einzige Gaslaterne brannte und warf ihren Lichtschein genau auf das Tor. Aber in diesem Lichtkreis stand eine unbewegliche Gestalt. Es waren kaum zehn Meter bis dorthin. Der Mann, der an dem Tor lehnte, mußte alles sehen können, was in dem strahlendhellen Eßzimmer geschah.

»Das ist er«, sagte Ducrau.

Maigret, der sehr gute Augen hatte, nahm eine zweite Gestalt wahr, die ein wenig dahinter am Ufer der Seine stand. Das Mädchen brachte, wie vor Angst erstarrt, Fleisch und Kartoffelpüree, während der Kommissar, der ein Notizbuch aus der Tasche gezogen und ein Blatt herausgerissen hatte, ein paar Worte auf dieses Blatt schrieb.

»Erlauben Sie, daß ich Ihr Mädchen bitte, etwas für mich zu erledigen? Danke. Mélie, gehen Sie bitte zum Tor. Dahinter werden Sie einen alten Mann stehen sehen, um den Sie sich aber nicht kümmern. Ein paar Meter hinter ihm wartet ein anderer Mann, der etwa dreißig Jahre alt ist. Dem übergeben Sie diesen Zettel und warten auf Antwort.«

Das Mädchen wagte sich kaum zu bewegen. Ducrau schnitt die Hammelkeule. Madame Ducrau, die nicht günstig saß, bemühte sich hinauszusehen.

»Haben Sie es nicht lieber durchgebraten, Herr Kommissar?«

Seine Hand war sicher. Sein Blick verriet keine Unruhe, und dennoch ging von seiner Haltung etwas aus, das so gar nicht zu diesem Abendessen paßte.

»Hast du Ersparnisse?« fragte er plötzlich Decharme.

»Ich?« konnte Decharme nur verblüfft antworten.

»Hör mal«, begann seine Tochter, die vor Ungeduld oder Wut zitterte.

»Dir möchte ich raten, zu schweigen. Und vor allem bleib bitte sitzen. Wenn ich deinen Mann frage, ob er Ersparnisse hat, dann hat das seine Gründe. Antworte.«

»Natürlich habe ich keine.«

»Um so schlimmer! Die Hammelkeule ist scheußlich. Hast du sie gebraten, Jeanne?«

»Nein, Mélie.«

Sein Blick ging wieder zum Fenster, aber er konnte im Dunkeln nicht viel sehen, kaum den weißen Fleck der Schürze des Mädchens, die zurückkam und bald darauf Maigret einen Zettel reichte. Auf ihrem Haar waren Wassertropfen.

»Regnet es?«

»Ja, ganz leicht. Es fängt eben an.«

Lucas hatte auf den Zettel des Kommissars, auf dem stand: ›Ist er bewaffnet?‹, nur ein Wort geschrieben: ›Nein.‹

Es war, als ob Ducrau durch das Blatt hindurchlesen könnte, denn er fragte: »Bewaffnet?«

Maigret zögerte und schüttelte dann den Kopf. Alle hatten es gehört, alle hatten es gesehen. Madame Ducrau schluckte ein Stück Fleisch hinunter, ohne es zu kauen. Ducrau selber wölbte prahlerisch die Brust, aß mit gespieltem Appetit und zuckte nur kurz zusammen. »Wir sprachen von deinen Ersparnissen...«

Maigret merkte, daß Ducrau in Fahrt war. Er hatte seine Atmosphäre gefunden, und von nun an würde nichts mehr ihn aufhalten. Er schob seinen Teller zurück und stützte sich fester auf.

»Um so schlimmer für dich! Nimm einmal an, daß ich gleich oder morgen oder irgendwann sterbe. Du glaubst, du bist reich, und ich hätte nicht das Recht, selbst wenn ich es wollte, meine Frau und meine Tochter zu enterben...«

Er hatte seinen Stuhl nach hinten gekippt, wie ein Gast, der am Ende eines Abendessens Geschichten erzählt.

»Aber, ich versichere euch, ihr werdet nicht einen Sou bekommen!«

Seine Tochter blickte ihn kalt an und bemühte sich, ihn zu verstehen, während ihr Mann eifrig weiteraß. Maigret, der dem Fenster den Rücken kehrte, dachte, daß Gassin von seinem Platz im feinen Regen draußen das helle Eßzimmer wie ein Hafen stillen Glücks erscheinen mußte. Ducrau fuhr fort, wobei sein Blick von einem Gesicht zum anderen sprang:

»Ihr werdet nicht einen Sou bekommen, weil ich nämlich zu diesem Zweck einen Vertrag unterschrieben habe, der erst bei meinem Tode in Kraft tritt und durch den ich meinen ganzen Besitz der Bank als Treuhänderin überlasse. Runde vierzig Millionen. Nur, diese vierzig Millionen werden erst in zwanzig Jahren zahlbar sein.«

Er lachte, obwohl ihm gar nicht danach zumute war, und wandte sich dann seiner Frau zu.

»Du wirst dann tot sein, meine Alte.«

»Ich bitte dich, Emil!«

Obwohl sie sich aufrecht und würdig hielt, spürte man, daß sie am Ende ihrer Kraft war, daß sie jeden Moment schwanken und von ihrem Stuhl herunterfallen konnte.

Maigret spähte in diesem Augenblick nach einer Spur von Rührung, von Zögern bei Ducrau aus, aber des Reeders Züge verhärteten sich im Gegenteil noch mehr, vielleicht, weil er fest entschlossen war, sich nicht rühren zu lassen.

»Rätst du mir noch, diskret zu verschwinden?« fragte er seinen Schwiegersohn, dessen Unterkiefer zitterte.

»Ich schwöre Ihnen...«

»Schwöre lieber nicht! Du weißt genau, daß du ein Lump bist, ein häßlicher, kleiner, anständiger Lump, was das Schlimmste von allem ist. Ich frage mich nur, wer der größte Lump ist, meine Tochter oder du. Wollen wir wetten? Seit Wochen nun schon spielt ihr die Komödie mit dem Kind, das ihr erwartet. Nun, wenn euch das Spaß macht, werde ich einen Arzt rufen, und ich schenke euch hunderttausend Francs, wenn Berthe wirklich schwanger ist.«

Madame Ducrau riß die Augen weit auf, die plötzlich die Wahrheit sahen, aber ihre Tochter blickte Ducrau weiter gehässig an, ohne ihre Ruhe zu verlieren.

»So«, schloß er und stand auf, die Pfeife zwischen den Zähnen. »Eins, zwei, drei! Eine alte gute Frau, eine Tochter und ein Schwiegersohn. Nur eine ganz kleine Tischrunde. Und das ist alles, was ich habe, oder wenigstens haben müßte.«

Maigret schob, als höre er gar nicht zu, seinen Stuhl ein wenig zurück und stopfte seine Pfeife.

»Jetzt werde ich euch noch etwas sagen, vor dem Kommissar, denn das spielt keine Rolle, weil er allein ist und Verwandte nicht Zeugen sein können: das ist immer so! ... Ich bin ein Mörder! Ich habe mit diesen beiden Händen getötet ...«

Seine Tochter fuhr zusammen. Sein Schwiegersohn erhob sich und stammelte: »Ich bitte Sie ...«

Nur seine Frau rührte sich nicht. Hatte sie vielleicht gar nicht mehr zugehört? Sie weinte nicht. Sie hatte die Stirn in ihre gefalteten Hände gelegt.

Ducrau ging mit schweren Schritten von einer Wand zur anderen und rauchte dabei seine lange Pfeife.

»Wollt ihr wissen, warum und wie ich den Kerl umgebracht habe?«

Niemand fragte ihn danach. Er war es, den es zu sprechen verlangte, ohne daß er dabei seine drohende Haltung aufgab. Und plötzlich setzte er sich Maigret gegenüber und reichte ihm eine Hand über den Tisch hinweg.

»Ich bin stärker als Sie, nicht wahr? Jeder, der uns sähe, würde es sagen. Zwanzig Jahre lang habe ich nie-

manden getroffen, der mir die Hand umdrehen konnte.
Geben Sie mir Ihre Hand.«

Er drückte sie so wild, daß Maigret die ganze Erregung des anderen in seiner Hand spürte.

»Kennen Sie den Trick? Es geht darum, die Hand des anderen auf den Tisch zu schlagen. Aber man darf dabei nicht den Ellbogen bewegen.«

Die Adern auf seiner Stirn schwollen an, seine Wangen wurden lilablau, und Madame Ducrau blickte ihn an, als bekäme er im nächsten Augenblick einen Schlag.

»Sie geben nicht Ihre ganze Kraft!«

Das stimmte. Als Maigret sie gab, fühlte er zu seinem Erstaunen, wie der Widerstand des Gegners nachließ, dessen Muskeln schon bei dem geringsten Druck erschlafften. Ducraus Hand berührte den Tisch und blieb einen Augenblick reglos liegen.

»Deswegen ist das alles passiert.«

Er ging zum Fenster, öffnete es, und der feuchte Atem des Flusses drang in das Zimmer.

»Gassin! He, Gassin!«

An der Gaslaterne bewegte sich etwas, aber man hörte keinen Schritt auf dem Kies des Hofes.

»Ich möchte wissen, worauf er noch wartet. Im Grunde ist er der einzige, der mich geliebt hat.«

Als er dies sagte, blickte er Maigret an, als ob er ihm sagen wollte:

»Denn Sie, Sie haben ja nicht gewollt.«

Auf dem Tisch stand nur Rotwein. Er goß sich zwei Glas nacheinander ein.

»Hören Sie gut zu. Es spielt keine Rolle, wenn ich Ihnen Einzelheiten berichte, denn wenn ich will, werde ich morgen alles leugnen. Eines Abends bin ich auf Gassins Kahn gekommen ...«

»Um deine Geliebte zu treffen«, fiel seine Tochter ein. Und er zuckte die Schultern und murmelte:

»Arme dumme Gans. Ich sagte, Maigret, eines Abends komme ich angewidert auf das Schiff, weil diese beiden Lumpen, die Sie hier vor sich sehen, wieder einmal versucht hatten, mir etwas abzuluchsen. Ich wunderte mich ein wenig, daß man die erleuchtete Luke nicht ganz sah. Ich gehe näher, und was entdecke ich? Einen Schmutzfinken, der auf dem flachen Bauch auf Deck liegt und zusieht, wie meine Tochter sich auszieht.«

Er sagte »meine Tochter« und blickte dabei alle herausfordernd an, aber niemand nahm davon Notiz.

»Ich habe mich gebückt, habe ihn an einem Handgelenk gepackt, habe es umgedreht und ihn so gezwungen, sich wie ein Aal zu winden, so daß er mit seinem Körper schon halb im Wasser hing.«

Er hatte sich wieder vor das Fenster gestellt und sprach in die feuchte Nacht hinaus, so daß man Mühe hatte, ihn zu verstehen.

»Bis dahin war ich immer der Stärkste. Aber plötzlich war ich es nicht mehr. Ich bin schwächer geworden. Das Vieh hat aufgehört, sich zu winden. Er hat etwas aus seiner Tasche gezogen, und auf einmal habe ich einen Stich im Rücken gespürt. Und schon war er wieder auf den Beinen und hat mich ins Wasser gestoßen ...«

Das Unheimlichste war vielleicht die Reglosigkeit seiner Frau. Es war kalt. Durch das offene Fenster drang nicht nur Kühle herein, sondern Schatten, Schauer, Leidenschaft, Drohungen.

»Gassin! He, Alter!«

Maigret drehte sich um und sah Gassin an dem Tor lehnen, das nicht abgeschlossen war.

»Was für ein dummer Kerl«, brummte Ducrau, kam wieder an den Tisch zurück und goß sich Wein ein. »Er hat hundertmal die Zeit gehabt, zu schießen. Er kann sogar so nahe herankommen, wie er will.«

Schweißtropfen auf seiner Stirn verrieten, daß er in

den vorhergehenden Minuten unablässig Angst gehabt
hatte. Vielleicht hatte er sogar aus Angst das Fenster
aufgemacht und sich davorgestellt.

»Mélie! Mélie! Verflucht, wo bleibst du?«

Endlich erschien sie. Sie hatte ihre Schürze abgebunden und einen Hut auf dem Kopf.

»Was soll das heißen?«

»Ich gehe.«

»Bevor du gehst, hol mir den Alten, der am Tor steht.
Verstanden? Sag ihm, ich müsse ihn unbedingt sprechen.«

Das Mädchen blieb wie angewurzelt stehen.

»Los, geh!«

»Nein, Monsieur Ducrau.«

»Weigerst du dich zu tun, was ich dir sage?«

»Ich gehe nicht, Monsieur Ducrau.«

Sie war leichenblaß, dieses magere Mädchen, ohne
Busen, ohne Weiblichkeit, ohne Charme, das plötzlich
Ducrau die Stirn bot.

»Weigerst du dich?«

Mit erhobener Hand ging er auf sie zu.

»Weigerst du dich?«

»Ja! Ja! Ja!«

Aber er schlug nicht zu. Jäh ernüchtert, ging er an ihr
vorüber, als sähe er sie nicht, öffnete die Tür, und man
hörte ihn über den Hof gehen. Seine Tochter saß wie
erstarrt da. Sein Schwiegersohn beugte sich vor, um
etwas zu sehen, aber seine Frau hatte sich leise erhoben
und ging langsam auf das Fenster zu. Maigret dagegen
schien es sich zunutze zu machen, daß niemand auf ihn
achtete, und goß sich ein Glas Rotwein ein. Erst als das
Tor knirschte, trat er ans Fenster.

Die beiden Männer standen einen Meter voneinander
entfernt. Man hörte nicht, was sie sagten. Eine Stimme,

die wie die eines Kindes klang, wimmerte neben Maigret:

»Ich flehe Sie an.«

Es war Madame Ducrau, die auf das Tor blickte und diese vage Bitte an Maigret richtete. Die beiden Männer schlugen sich nicht. Sie sprachen. Sie kamen in den Hof herein. Ducrau hatte die Hand auf Gassins Schulter gelegt und schien ihn vor sich herzuschieben. Bevor sie das Haus erreicht hatten, hatte Decharme noch Zeit, Maigret zu fragen:

»Was haben Sie beschlossen?«

Der Kommissar hätte ihm fast wie ein Ducrau geantwortet:

»Scheiße!«

Der Alte blinzelte, von dem Licht geblendet. Seine durchnäßten Schultern glänzten, und er hielt seine Mütze in der Hand, wohl weil er in ein Eßzimmer eintrat – aber wahrscheinlich war er sich dessen gar nicht bewußt.

»Setz dich!«

Er setzte sich auf die Kante eines Stuhls, behielt seine Mütze auf den Knien und vermied es, um sich zu blikken.

»Willst du ein Glas Rotwein mit mir trinken? Schweig. Du weißt genau, was ich dir gesagt habe: Du kannst dann alles tun, was du willst, nicht wahr, Herr Kommissar? Denn ich halte immer Wort!«

Er stieß mit Gassin an und trank den Wein mit einer Grimasse in einem Zuge aus.

Er sprach nicht mehr nur zu dem Schiffer, sondern mit Seitenblicken zu Maigret.

»Stimmt es, daß ich früher jeden mit einer Hand zu Boden geworfen habe? Sag es!«

»Es stimmt.«

Und es war geradezu unheimlich, wie sanft und gefügig die Stimme des Alten klang.

»Erinnerst du dich noch, wie wir uns in Châlons mit den Belgiern geschlagen haben? Neulich, da hat mich der Kerl mit seinem Messer fertiggemacht. Du weißt nichts davon, aber das macht nichts. Ich war wie so oft auf deinem Schiff, und er lag dort auf dem Bauch und sah durch die Luke zu, wie das Mädchen sich auszog.«

Er erzählte das gern noch einmal, denn es entfachte seine Wut von neuem.

»Hast du es jetzt verstanden?«

Gassin zuckte die Schultern, was sagen sollte, daß er es schon längst verstanden hatte.

»Hör mal, Alter. Nein, trink erst noch ein Glas. Sie auch, Herr Kommissar.«

Madame Ducrau, die sich nicht wieder gesetzt hatte, blieb, halb von dem Vorhang verborgen, an der Wand stehen. Decharme stützte sich auf den Kaminsims, während seine Frau als einzige noch immer am Tisch saß. Man hörte jemanden im Hause herumgehen. Das beunruhigte Ducrau, der die Tür öffnete, und man sah das Mädchen auf dem Flur einen Koffer packen. »Nein, das denn doch nicht! Verschwinden Sie, wenn es Ihnen gefällt, verschwinden Sie, oder krepieren Sie, machen Sie, was Sie wollen, aber stören Sie mich nicht!«

»Ich wollte dem Herrn sagen...«

»Es gibt keinen Herrn. Willst du noch Geld? Ich weiß nicht, wieviel du noch zu bekommen hast. Auf Wiedersehen! Und daß eine Straßenbahn dich zerquetsche!« Er lächelte selber darüber. Es tat ihm wohl. Er wartete, bis das Mädchen, das mit seinem Koffer gegen die Wand stieß, an der Tür war, schloß sie dann selber ab, schob den Riegel vor und kehrte zu den anderen zurück. Gassin hatte sich die ganze Zeit nicht gerührt. »Na, da ist wieder mal eine weg! Wo waren wir stehengeblieben?

Ach, wir sprachen von der Kleinen. Wenn du dort gewesen wärst, hättest du es nicht genauso gemacht wie ich?«

Die Augen des Alten waren feucht, und seine Pfeife war ausgegangen.

Maigret blickte ihn forschend an, und genau in diesem Augenblick dachte er:

›Wenn ich es in einer oder zwei Minuten nicht herausbekommen habe, wird Furchtbares geschehen, und ich werde daran schuld sein.‹

Denn alles, was äußerlich vor sich ging, existierte nicht. Es war da noch etwas anderes, ein anderes Drama, das sich darunter verbarg. Der eine sprach, um etwas zu sagen, und der andere hörte nicht zu. Dieser war es, den Maigret beobachtete. Und es gab nicht einmal mehr einen Blick, den man überraschen konnte.

War es möglich, daß Gassin in einem solchen Augenblick völlig stumpf war? Er war nicht einmal betrunken! Ducrau wußte es so genau, daß er aus allen Poren schwitzte.

»Deswegen hätte ich ihn nicht erdrosselt. Aber mein Sohn ist im Grunde nur seinetwegen gestorben, und darum...«

Er hatte sich vor Berthe gestellt.

»Was siehst du mich so an? Denkst du immer noch an das Geld, das du nicht kriegen wirst? Hörst du, Gassin, ich spiele ihnen den Streich, ihnen nach meinem Tode nicht einen Sou zu hinterlassen.«

Maigret begann plötzlich im Zimmer auf und ab zu gehen.

»Denn ich will dir etwas Schönes sagen: deine Frau, meine, all das zählt nicht! Was zum Beispiel zählt, waren wir beide, als...«

Gassin hielt sein Glas in der linken Hand. Seine rechte Hand steckte immer noch in seiner Jackentasche.

Er hatte keine Waffe. Das war gewiß, denn jemand wie Lucas täuschte sich nicht. Auf der einen Seite stand Madame Ducrau zwei Meter von dem Alten entfernt, und auf der anderen Seite saß Berthe.

Ducrau hatte seinen Satz unterbrochen, als er Maigret bewegungslos hinter dem Schiffer stehen sah. Was dann geschah, geschah so schnell, daß niemand begriff, worum es ging. Der Kommissar beugte sich vor und umklammerte mit seinen mächtigen Armen Arme und Brust des alten Gassin. Es war ein kurzer Kampf. Ein armer Mann, der vergeblich versuchte, sich loszumachen. Während Berthe entsetzt aufschrie, trat ihr Mann zwei Schritte vor, und Maigret griff in die Tasche des Gegners und zog etwas heraus.

Es war vorüber! Gassin, der sich wieder frei bewegen konnte, holte tief Atem. Ducrau wartete darauf, daß Maigrets Hand sich öffnete, und der Kommissar, dessen Stirn mit kaltem Schweiß bedeckt war, brauchte einen Augenblick, um zu verpusten.

»Sie haben nichts mehr zu befürchten«, sagte er schließlich.

Er stand hinter Gassin, der ihn darum nicht sah. Als Ducrau auf ihn zukam, öffnete Maigret seine rechte Hand nur halb, in der eine Dynamitpatrone lag, ähnlich denen, wie man sie in Steinbrüchen benutzt.

»Fahren Sie fort«, sagte er zu gleicher Zeit.

Da sagte Ducrau, die Hände im Ausschnitt seiner Weste, mit lauter, aber rauher Stimme:

»Ich sagte, mein Alter...«

Er lächelte. Er lachte. Er mußte sich setzen.

»Das ist idiotisch!«

Es war tatsächlich idiotisch für einen Mann wie ihn, zu fühlen, daß ihm nachträglich schwach in den Beinen wurde.

ELFTES KAPITEL

Das Geräusch des Regens hinter dem offenen Fenster klang, als würde ein Gemüsegarten gesprengt, und mit jedem Luftzug drang der Geruch von feuchter Erde in das Eßzimmer.

Von fern gesehen, für Lucas zum Beispiel, mußte der Anblick dieser im Licht des Eßzimmers wie erstarrt stehenden und sitzenden Menschen erschreckend wirken.

Ducrau war der erste, der sich seufzend wieder erhob: »Also, Kinder!«

Das war nur so hingesagt, aber es war schon eine Entspannung. Er bewegte sich wieder, er brach die allgemeine Erstarrung. Er blickte mit dem Erstaunen jemandes um sich, der darauf gefaßt ist, etwas verändert zu finden.

Aber nichts hatte sich verändert. Jeder war an seinem Platz, reglos vor sich hin brütend, so daß Ducraus Schritte, der zur Tür ging, laut und lärmend wirkten.

»Diese Idiotin von Mélie ist gegangen«, murmelte er wieder zurückkommend.

Und zu seiner Frau gewandt:

»Jeanne, du solltest Kaffee kochen.«

Sie ging hinaus. Die Küche schien in der Nähe zu sein, denn man hörte fast unmittelbar darauf das Mahlen der Kaffeemühle, und Berthe erhob sich, um abzuräumen.

»Also«, sagte Ducrau noch einmal, womit er sich vor allem an Maigret wandte. Sein im Raum umherschweifender Blick gab diesem Wort seinen Sinn:

»Das Drama ist aus. Wir sind wieder eine friedliche Familie. Man mahlt Kaffee, man klappert mit Tassen und Tellern ...«

Er war jetzt schlaff, ausgehöhlt und traurig. Da er

nicht wußte, was er tun sollte, nahm er vom Kamin die Dynamitpatrone, die Maigret dorthin gelegt hatte, sah nach, was für eine Marke es war, und wandte sich dann an Gassin:

»Die ist von mir, nicht wahr? Von dem Kalksteinbruch in Ventreuil.«

Der Alte nickte. Ducrau betrachtete nachdenklich die Patrone und sagte dann:

»Wir hatten immer welche an Bord, erinnerst du dich, die wir an sehr fischreichen Stellen explodieren ließen.« Er legte die Patrone wieder an ihren Platz. Er hatte weder Lust, sich zu setzen noch stehen zu bleiben. Vielleicht verlangte es ihn, zu sprechen, aber er wußte nicht, was er sagen sollte.

»Verstehst du, Gassin?« seufzte er schließlich, auf Gassin zugehend.

Der Schiffer starrte ihn mit seinen kleinen toten Augen an.

»Ach nein, du verstehst doch nicht. Aber das macht nichts. Sieh dir die an!«

Er deutete auf seine Frau und seine Tochter, die den Kaffee eingossen. Die Tür war offengeblieben, und man hörte das Zischen des Gasherds.

»Das ist immer so gewesen. Seit Jahren und Jahren schleppte ich sie alle mit. Um dann einmal auf andere Gedanken zu kommen, gehe ich ins Büro und schimpfe über die Gimpel! Dann ... Danke. Keinen Zucker.«

Es war das erstemal, daß er mit seiner Tochter sprach, ohne sie anzufahren, und sie blickte ihn überrascht an. Sie hatte geschwollene Augen und rote Flecke auf den Wangen.

»Du bist schön! Und weißt du, Gassin, alle Frauen sind es einmal in ihrem Leben. Das ist die Wahrheit. Bleib ruhig. Wir sind hier unter uns. Ich mag dich sehr gern. Man müßte ein für allemal ...«

Mechanisch hatte Madame Ducrau eine Handarbeit ergriffen und strickte in einer Ecke mit langen Stahlnadeln. Decharme rührte mit dem Löffel in seiner Tasse.

»Weißt du, was mich am meisten im Leben geärgert hat? Daß ich mit deiner Frau geschlafen habe! Das war idiotisch. Ich weiß nicht einmal mehr, warum ich es getan habe. Danach stand etwas zwischen uns. Ich sah dich von meinem Fenster aus auf deinem Schiff und auch sie und das Kind. Die Wahrheit ist, daß deine Frau selber nie hat sagen können, von wem das Kind ist, vielleicht von mir, vielleicht von dir...«

Da Berthe einen tiefen Seufzer ausstieß, blickte er sie hart an. Sie ging das nichts an. Es scherte ihn nicht, was sie oder seine Frau empfanden!

»Verstehst du, Alter? Dann sag etwas!«

Er kreiste um Gassin herum, wagte aber nicht, ihn anzusehen, und zwischen jedem Satz schwieg er eine Weile.

»Im Grund bist du von uns beiden der Glücklichere gewesen.«

Trotz der Nachtkühle war es heiß.

»Soll ich dir die Patrone wiedergeben? Mir, weißt du, ist es egal, ob ich in die Luft gehe, aber es muß jemand bei der Kleinen dort bleiben...«

Sein Blick fiel auf Decharme, der eine Zigarette rauchte, und in seinen Augen spiegelte sich alle Verachtung, deren ein Mensch fähig ist, als er sagte:

»Interessiert dich das?«

Dann, als der andere nichts darauf zu antworten wußte:

»Du kannst bleiben! Du störst mich nicht mehr als die Kaffeekanne, ganz abgesehen davon, daß du nicht einmal böse sein kannst.«

Er hatte die Lehne eines Stuhls ergriffen und wagte

endlich, sich dem Alten gegenüberzusetzen und Gassins Knie zu berühren.

»Nun? Glaubst du nicht, daß wir unsere Rechnung ungefähr beglichen haben? Sagen Sie, Herr Kommissar, was wird mir die Sache mit Bébert einbringen?« Man sprach darüber, wie man sich nach dem Essen im Familienkreis über die nächsten Ferien unterhält, während die Stricknadeln im Takt klapperten.

»Sie werden vielleicht mit zwei Jahren davonkommen, ja, vielleicht werden Ihnen die Geschworenen sogar Bewährungsfrist zubilligen.«

»Die brauche ich nicht. Ich bin müde. Zwei Jahre Ruhe, das ist gut. Und dann?«

Seine Frau hob den Kopf, blickte ihn aber nicht an. »Danach, Gassin, werde ich mir einen kleinen Kasten nehmen, den kleinsten, wie ›Adler I‹.«

Und mit plötzlich gepreßter Kehle:

»So sag schon etwas! Verstehst du immer noch nicht, daß alles übrige erledigt ist, daß nichts anderes mehr zählt?«

»Was soll ich dir sagen?«

Der Alte wußte es nicht. Er war wie ausgehöhlt. Nichts ist erschöpfender als ein Drama, das sich in die Länge zieht. Er war so verstört, daß er wie ein armer Besucher dasaß und sich nicht zu rühren wagte.

Ducrau schüttelte ihn an den Schultern.

»Warte nur, das Leben wird weitergehen. Morgen wirst du mit dem ›Goldenen Vlies‹ ausfahren. Dann, eines schönen Tages, wenn du am wenigsten darauf gefaßt bist, wirst du von einem Schlepper deinen Namen rufen hören, und das werde ich sein, Freundchen! Die Kerle werden nichts von dem allem verstehen. Man wird sagen, ich hätte schlechte Geschäfte gemacht. Aber das ist nicht wahr! Die Wahrheit ist, daß ich es satt habe, das alles mit mir zu schleppen.« Es verlangte ihn, Maigret mit dem Blick herauszufordern.

»Wissen Sie, ich könnte weiter leugnen, und wahrscheinlich würden Sie keinen Beweis finden. Das wollte ich eigentlich tun. Wenn Sie wüßten, was ich mir alles vorgenommen habe! Als ich verletzt nach Hause gebracht wurde, mit der Polizei auf den Fersen, habe ich mir gelobt, mir das zunutze zu machen und alle in Raserei zu bringen.«

Ohne es zu wollen, wandte er sich einen Augenblick seiner Tochter und seinem Schwiegersohn zu.

»Das war eine Gelegenheit!«

Er strich sich mit der Hand übers Gesicht.

»Gassin«, rief er plötzlich, und seine Augen funkelten boshaft.

Und als der Alte ihn ansah:

»Ist das alles? Grollst du mir nicht mehr? Weißt du, wenn du meine Frau willst an Stelle ...«

Er hätte am liebsten geweint, aber das war unmöglich. Sicherlich hätte er auch seinen Kameraden gern umarmt. Er ging zum Fenster, schloß es und zog die Vorhänge sorgfältig wie ein Kleinbürger zu.

»Hört mal, Kinder. Es ist elf Uhr. Ich schlage vor, wir schlafen alle hier, und morgen früh fahren wir zusammen ...«

Das war vor allem an den Kommissar gerichtet, ebenso wie das folgende:

»Befürchten Sie nichts. Ich habe kein Verlangen, zu flüchten, im Gegenteil. Übrigens draußen steht ja auch einer Ihrer Inspektoren. Jeanne, mach uns einen kleinen Grog, bevor wir schlafen gehen.«

Sie gehorchte wie eine Dienerin und legte ihr Strickzeug hin. Ducrau ging zur Hoftür und rief in die feuchte Nacht:

»Herr Inspektor! Kommen Sie, Ihr Chef möchte Sie sprechen.«

Lucas, der klatschnaß war, kam mißtrauisch herein.

»Trinken Sie erst mal einen Grog mit uns.«

Und so standen sie alle schließlich um den Tisch, jeder mit einem dampfenden Glas in der Hand. Als Ducrau mit Gassin anstoßen wollte, zuckte der Alte nicht zusammen und trank schmatzend.

»Sind die Betten bezogen?«

»Ich glaube nicht«, sagte Berthe.

»Dann beziehe sie.«

Ein wenig später vertraute er Maigret an:

»Ich kann vor Müdigkeit kaum noch, aber trotzdem fühle ich mich besser.«

Die Frauen gingen von einem Zimmer ins andere, machten die Betten und suchten ein Nachthemd für jeden. Maigret, der die Patrone in seine Tasche gesteckt hatte, sagte zu Ducrau:

»Geben Sie mir Ihren Revolver, und schwören Sie mir, daß kein weiterer im Hause ist.«

»Ich schwöre es.«

Die Atmosphäre war nicht mehr dramatisch. Es war eher die Atmosphäre in einem Trauerhaus nach der Beerdigung. Und das vorherrschende Gefühl war Müdigkeit. Noch einmal ging Ducrau auf Maigret zu und sagte:

»Da sehen Sie es, selbst an einem Abend wie diesem bringen sie es fertig, etwas Schmutziges zu tun!«

Seine Backen waren stärker gerötet als sonst. Er hatte gewiß Fieber. Er ging als erster die Treppe hinauf, um den Weg zu zeigen. Zu beiden Seiten eines Flurs lagen Zimmer in einer Reihe, die fast wie Hotelzimmer eingerichtet waren. Ducrau deutete auf das erste:

»Das ist das meine. Ob Sie es glauben wollen oder nicht: ich habe nie ohne meine Frau schlafen können.«

Sie hatte es gehört. Sie holte aus einem Schrank Pantoffeln für Maigret, und ihr Mann gab ihr einen Klaps und sagte:

»Meine arme Alte! Nun, ich glaube, ich werde dir einen kleinen Platz auf dem Schlepper einräumen.«

Als es Morgen wurde, lehnte Maigret ganz angezogen an seinem Fenster und hatte sich eine Decke um die Schultern gelegt, denn es hatte die ganze Nacht geregnet. Der Kies auf dem Hof war noch feucht, und wenn auch der Regen aufgehört hatte, so tropfte es doch noch vom Gesims und den Bäumen.

Die Seine war grau. Ein Schlepper und seine vier Kähne warteten vor der Schleuse. In der Ferne, inmitten einer Schleife des Flusses, sah man einen anderen Schleppzug zwischen zwei Linien dunklen Waldes den Fluß hinaufkommen.

Die Wasserfläche wurde heller, und Maigret warf seine Decke ab und strich seine Jacke glatt. Es hatte sich nichts ereignet. Er hatte nichts gehört. Um ganz sicher zu sein, öffnete er die Tür: Inspektor Lucas stand im Flur.

»Du kannst hereinkommen.«

Lucas, der blaß vor Müdigkeit war, trank Wasser aus der Karaffe und streckte sich vor dem Fenster.

»Nichts!« sagte er. »Niemand hat sich gerührt. Das junge Paar ist am spätesten eingeschlafen. Noch um ein Uhr morgens flüsterten sie.«

Man sah den Chauffeur, der nicht im Hause wohnte, auf einem Fahrrad ankommen.

»Ich würde viel für eine Tasse heißen Kaffee geben«, seufzte Lucas.

»Koch dir welchen.«

Hatte man seinen Wunsch erraten? Man hörte nämlich jemanden durch den Flur huschen: es war Madame

Ducrau im Morgenrock und mit einem Tuch um den Kopf.

»Schon auf?« wunderte sie sich. »Ich werde schnell Frühstück machen.«

Das Drama hatte sie nicht weiter berührt. Sie war genauso, wie sie gewiß immer war, traurig und geschäftig. »Bleib dennoch im Flur.«

Maigret wusch sich mit kaltem Wasser, um wach zu werden, und als er sich dann umdrehte, sah er, daß der Fluß seine Farbe gewechselt hatte, während der Schleppzug schon durchgeschleust war. Der Himmel schimmerte rosig, und Vögel zwitscherten. Ein Motor brummte. Es war der des Wagens, den der Chauffeur aus der Garage herausfuhr. Aber es war noch nicht heller Tag. Man spürte noch die Kühle der Nacht, und die Sonne erwärmte die Landschaft noch nicht.

»Da ist er, Chef.«

Es war Ducrau, der aus seinem Zimmer kam und bei Maigret eintrat. Die Hosenträger hingen ihm über die Hüften, er hatte sich noch nicht gekämmt, und sein Hemd stand über der behaarten Brust offen.

»Brauchen Sie nichts? Soll ich Ihnen nicht ein Rasiermesser leihen?«

Auch er blickte auf die Seine, aber mit anderen Augen, und sagte: »Ach, sie haben ja schon wieder mit dem Abfahren des Sandes begonnen.«

Von neuem hörte man unten das Geräusch der Kaffeemühle.

»Sagen Sie, was darf ich mitnehmen, wenn ich ins Gefängnis gehe?«

Es war kein Scherz.

»Wenn Sie wollen, fahren wir gleich nach dem Frühstück fort und bringen Gassin an Bord, wo ich vielleicht Aline noch einmal sehen kann.«

Er war wirklich gewaltig, und in seiner lässigen Aufmachung wirkte er wie ein Bär.

»Ich muß Sie noch etwas fragen. Sie wissen, was ich gestern über das Geld gesagt habe. Ich kann es natürlich tun, und das würde meine Tochter und ihren Mann in Wut versetzen. Aber unter den gegebenen Umständen...«

Es war jetzt wirklich alles vorüber! Er war wieder erwacht, hatte wieder einen kühlen Kopf und wie nach einem starken Rausch einen bitteren Geschmack im Munde.

»Jedenfalls würden sich Ihre Konkurrenten freuen«, sagte Maigret.

Das genügte. Schon setzte Ducrau wieder seine Herrschermiene auf.

»Welchen Anwalt empfehlen Sie mir?«

Der Schlepper pfiff, um der nächsten Schleuse sein Kommen zu melden. Man hörte Madame Ducrau nicht kommen, da sie Filzpantoffeln anhatte.

»Der Kaffee steht auf dem Tisch«, sagte sie demütig.

»Stört es Sie nicht, wenn ich so hinuntergehe, wie ich bin? Es ist eine alte Gewohnheit. Wir werden Gassin Bescheid sagen.«

Es war das Nebenzimmer. Ducrau klopfte an die Tür. »Gassin! He, Alter! Gassin!«

Schon packte ihn die Angst. Seine Hand suchte die Klinke. Er öffnete die Tür, tat einen Schritt und drehte sich zu Maigret um.

Niemand war in dem Zimmer. Das Bett war unberührt, und das Nachthemd, das Ducrau bereitgelegt hatte, lag noch mit ausgebreiteten Ärmeln auf der Decke.

»Gassin!«

Das Fenster war geschlossen, und Maigret warf dem Inspektor einen argwöhnischen Blick zu. Aber Ducrau

138

hatte etwas bemerkt: der Vorhang bauschte sich. Ruhig und kalt ging er darauf zu und zog an dem Stoff.

Vor der Wand hing ein dunkler, langgestreckter Körper. Die Schnur war nicht sehr stark, denn bei der ersten Berührung riß sie, und der Alte stürzte wie eine Statue zu Boden, so daß man hätte glauben können, er werde zerbrechen.

In dem Eßzimmer, in dem schmutzige Gläser umherstanden und überall Asche lag, roch es noch nach kaltem Tabakrauch. Das Tischtuch war voller Flecken. Der Wagen wartete genau gegenüber dem Fenster, das man eben geöffnet hatte. Man hatte Madame Ducrau nichts gesagt, und das junge Paar, das man oben auf und ab gehen hörte, war noch nicht fertig.

Die Ellbogen auf den Tisch gestemmt, verzehrte Ducrau sein Frühstück. Es war kaum zu glauben, was er verschlang, von einem wahren Heißhunger getrieben. Er sagte nichts. Schmatzend trank er seinen Milchkaffee.

»Hol mir meine Jacke, meinen Kragen und meine Krawatte von oben.«

»Willst du dich nicht in deinem Zimmer anziehen?«

»Tu, was ich dir sage.«

Er blickte starr vor sich hin. Er aß schnell. Als er sich endlich erhob, um die Jacke überzustreifen, die seine Frau ihm reichte, erstickte er fast.

»Ich habe dir einen Koffer gepackt.«

»Den brauche ich jetzt noch nicht.«

»Willst du nicht warten, bis Berthe...?«

Sie deutete zur Decke, aber er antwortete nicht einmal. »Und Gassin?«

»Der Inspektor kümmert sich darum«, fiel Maigret ein. Das stimmte, denn Lucas hatte bereits die Ortspolizei und die Staatsanwaltschaft telefonisch benachrichtigt.

Sie gingen beide schnell hinaus, Ducrau und der Kommissar. Ducrau küßte seine Frau auf die Stirn, ohne vielleicht selber zu wissen, was er tat.

»Bleibt es dabei, Emil? Werden wir den Schlepper wieder nehmen?«

»Ja, ja!«

Er hatte es eilig. Es war, als zöge ihn etwas vorwärts. Er ließ sich schwer in den Fond seines Wagens fallen, und Maigret gab dem Chauffeur das Fahrtziel an.

»Nach Charenton.«

Sie drehten sich nicht noch einmal um. Wozu auch?

Und man war schon viele Kilometer durch den Wald von Fontainebleau gefahren, als Ducrau Maigrets Arm drückte und sagte:

»Es ist wahr, daß ich nicht einmal weiß, warum ich mit seiner Frau geschlafen habe!«

Dann ohne Übergang zu dem Chauffeur:

»Können Sie nicht schneller fahren?«

Bartstoppeln bedeckten sein Gesicht, das er nicht gewaschen hatte und das schmutzig aussah. Vergeblich suchte er seine Pfeife, die er vergessen hatte, und der Chauffeur reichte ihm ein Päckchen Zigaretten.

»Ob Sie es glauben oder nicht: ich bin selten so glücklich gewesen wie gestern abend. Es schien mir ... Es ist schwer zu erklären. Wissen Sie, was die Alte getan hat, als wir im Bett lagen? Sie hat sich weinend an mich geschmiegt und mir gesagt, ich sei ein guter Mensch.«

Seine Stimme klang belegt, als ob ihm ein Schluchzen in der Kehle steckte.

»Fahren Sie schneller«, rief er fast flehend dem Chauffeur zu.

Sie kamen durch Corbeille, Juvisy und Villejuif, wo sie all den Wagen der Villenbesitzer begegneten, die am Montagmorgen nach Paris zurückfuhren. Es war so sonnig wie am Tage zuvor. Das Grün der Felder und Wälder wirkte durch den Regen in der Nacht frischer. Man hielt vor einer Tankstelle an, wo sich acht rote Benzinpumpen aneinanderreihten, und der Chauffeur sagte zu seinem Chef:

»Haben Sie hundert Francs?«

Ducrau reichte ihm seine Brieftasche. Endlich waren sie in Paris. Die Avenue d'Orléans, die Seine. Am Quai des Célestins wurden die Fenster der Büros geputzt. Ducrau beugte sich zur Tür hinaus. Vor einem kleinen Laden ließ er das Auto anhalten.

»Kann ich mir eine Pfeife und Tabak kaufen?«

In dem Laden fand er nur eine Pfeife aus Kirschholz zu zwei Francs, die er langsam stopfte. Die Quais glitten vorüber. Man kam an den Weinfässern von Bercy vorbei.

»Nicht so schnell!«

Man sah die Schleuse, in deren Kammer ein Kahn wie im Leeren hing. Die Schrotmühle war schon in Betrieb. Auf den Schiffen am Quai trocknete Wäsche. Die Männer in der Kneipe an der Ecke erkannten ihren Chef und traten ans Fenster.

»Ich glaube, ich lasse es lieber«, begann Ducrau.

Aber er überwand seine Schwäche und stieg die Steintreppe hinunter. Es war nicht sein Haus, das er sah, auch nicht das offene Fenster, hinter dem man das Mädchen bemerkte. Er betrat den schwankenden Steg des ›Goldenen Vlies‹. Von anderen Kähnen grüßten die Leute herüber. Zugleich mit Maigret beugte er sich über die Luke, und er sah Aline mit entblößter Brust, ein Kind in den Armen, am Tisch sitzen, auf dem eine geblümte Decke lag. Sie wiegte den Kleinen und stierte dabei vor sich hin. Und wenn der kleine gierige Mund einmal die Brust verfehlte, reichte sie sie ihm mit einer mechanischen Geste.

Es war heiß. Der Ofen brannte schon lange. An einem Kleiderhaken hing ein schwerer Rock des alten Gassin, und seine geputzten Schuhe standen darunter.

Mit einer entschlossenen Bewegung hinderte Maigret Ducrau daran, hinunterzugehen, zog ihn zum Steuerruder und gab ihm einen Brief, der auf dem Papier einer Kneipe geschrieben war.

»... *ich schreibe Dir, um Dir zu sagen, daß es mir gut geht, und ich hoffe* ...«

Ducrau verstand nicht, aber allmählich tauchten vor ihm der Gasthof, das Dorf an der oberen Marne und die Schwester Gassins auf, die er einst gekannt hatte.

»Sie wird es dort sehr gut haben«, sagte Maigret.

Die Sonne wurde heißer. Ein Schiffer rief im Vorüberfahren:

»Der ›Albatros‹ liegt einer Panne wegen in Meaux fest.«

Er wandte sich an Ducrau und war sicherlich sehr erstaunt, daß er keine Antwort bekam.

»Fahren wir jetzt weiter?«

Man beobachtete sie von überall. Jemand kam ihnen auf dem Quai entgegengelaufen und tippte an seine Mütze.

»Sagen Sie, Chef, es ist wegen der zu entladenden Steine ...«

»Später ...«

»Aber ...«

»Laß mich in Frieden, Hubert.«

Das bunte Band der Straßenbahn zog sich über das graue Pflaster. Die Schrotmühle schien die ganze Landschaft zu zermahlen, während sich ein feiner weißer Staub auf alles legte.

Das Auto hatte gewendet. Ducrau blickte durch das kleine Hinterfenster hinaus.

»Das ist furchtbar«, seufzte er.

»Was?«

»Nichts.«

Verstand Maigret wirklich nicht? Er war es jetzt, den es verlangte, den Chauffeur zur Eile anzutreiben. Jede Minute, die verstrich, schien ihm eine Gefahr. Ducrau schwitzte aus allen Poren. Als man eine Straßenbahn überholte, verkrampfte sich seine Hand am Türgriff.

Aber nein, er war vernünftig. Man überquerte den Pont Neuf. Der Chauffeur drehte sich um und fragte:

»Zum ›Henri IV.‹?«

Denn das ›Henri IV.‹ war immer noch da, rot-weiß, gegenüber dem Reiterstandbild.

»Halten Sie hier«, sagte Maigret. »Sie fahren dann nach Samois zurück und warten dort.«

Es war besser, zu Fuß zu gehen. Sie hatten nur hundert Meter zurückzulegen. Wieder gingen sie an der Seine entlang, Ducrau neben dem Geländer.

»Können Sie nicht schon jetzt an die Loire fahren?« sagte er plötzlich. »Sie gewinnen dann zwei Tage.«

»Ich weiß es noch nicht.«

»Ist es dort hübsch?«

»Es ist still und friedlich.«

Noch zwanzig Meter. Sie brauchten nur die Straße zu überqueren, und schon standen sie vor dem dunklen Justizpalast, dem großen Tor zum Untersuchungsgefängnis mit seinem Schalter rechts.

Zum zweitenmal klammerte sich Ducraus Hand an den Arm des Kommissars, und während sie über den Fahrdamm gingen, keuchte der Reeder:

»Ich kann nicht.«

Er mußte von der Seine sprechen, der Straßenbahn, der Schnur, von allem, was verhindern konnte ...

Auf dem Gehsteig drehte er sich um. Der Posten hatte Maigret erkannt. Schon öffnete sich der Schalter.

»Ich kann nicht«, sagte Ducrau noch einmal und ging in die Toreinfahrt hinein, in der seine Schritte laut hallten. Und schon tauchte er eine Feder in violette Tinte, um seinen Namen und seine Vornamen in das Gefangenenregister einzutragen.

Ein stromabwärtsfahrender Schlepper pfiff zweimal, um anzukündigen, daß er durch den zweiten Bogen fahre, und ein belgischer Kahn, der heraufkam, steuerte schräg, um in den dritten hineinzufahren.

ENDE